Gerhild Mann

Neurodermitis – was koche ich für mein Kind?

Gerhild Mann

Neurodermitis – was koche ich für mein Kind?

pala verlag

© pala-verlag, Darmstadt, 1998

ISBN: 3-89566-138-4
Lektorat: Bettina Snowdon
Umschlag- und Innenillustrationen: Janna Flach
Druck und Bindung: freiburger graphische betriebe
Printed in Germany

Dieses Buch ist auf Papier aus 100 % Recyclingmaterial
gedruckt

Wichtiger Hinweis:
Alle in diesem Buch enthaltenen Ratschläge und Rezepte sind
von der Autorin sorgfältig ausgewählt und überprüft worden.
Dennoch muß jegliche Haftung für die Vorschläge und
Rezepte seitens der Autorin oder des Verlags für Sach- oder
Personenschäden ausgeschlossen werden.
Das Buch kann die Beratung durch Ärzte oder Heilpraktiker
nicht ersetzen.
Im Zweifelsfall und bei ernsten Erkrankungen sollte immer
der Rat von qualifizierten Personen eingeholt werden.

Inhalt

Vorwort

»Ihr Kind hat Neurodermitis« – diese Diagnose versetzt oft die Eltern betroffener Kinder in Angst und Sorge.

So einfach zumeist die Diagnose selbst ist, so schwer sind mit den derzeitigen diagnostischen Mitteln die begünstigenden Faktoren oder gar die Ursache der Erkrankung festzustellen. Da die Haut des Neurodermitikers oft erst Stunden oder Tage nach dem Kontakt mit dem Allergen reagiert, handelt es sich hier um eine »Allergie vom Spättyp«. Es kommen viele Faktoren als Auslöser in Betracht, sowohl Allergene, die von außen auf die Haut einwirken, als auch solche, die über die Nahrung aufgenommen werden. Hier wiederum gilt es, zwischen natürlichen Stoffen und solchen zu unterscheiden, die durch unsere »moderne« industrialisierte Nahrungsmittelaufbereitung erst nachträglich in das Lebensmittel hineingeraten.

Immer wieder stellt sich jedoch heraus, daß die Ernährung der zentrale Angelpunkt ist, an dem es anzusetzen gilt.

Die theoretische Forderung nach Durchführung einer möglichst allergenarmen Ernährung zur Stabilisierung des Immunsystems mit dem Ziel der Toleranzentwicklung findet oft ihr schnelles Haupthindernis in dem Mangel an konkreten Informationen zur Zubereitung von kochbaren und schmackhaften Gerichten.

Diese Lücke zu füllen – der Notwendigkeit zu gehorchen und dabei dennoch Abwechslung in die Ernährung zu bringen, die Lust am Essen nicht zu verlieren, ja sogar ganz neue Geschmackserfahrungen zu erleben und damit letztlich sogar Lebenslust zu gewinnen – diesem Ziel kommt dieses Buch entgegen. Damit Neurodermitiker dem Leben positiv gegenüberstehen können, Seele und Körper in Einklang bringen und sich am Leben erfreuen.

Gerhard Vogt
Kinderarzt und Allergologe

Ein Ratgeber für den Alltag

Das Anliegen dieses Buches ist es, Betroffenen zu helfen. Die Informationen, Ratschläge und Rezepte, die Sie diesem Buch entnehmen können, sollen keine Verhaltensvorschriften sein. Sie sollen auf der Suche nach möglichen Ursachen der Allergie Ihres Kindes hilfreich unterstützen und gleichzeitig auch Hilfestellungen für den Alltag geben. Denn gerade das Alltägliche läßt viele Eltern verzweifeln. Nicht allein die Sorge um das Kind, die schlaflosen Nächte und die zahlreichen Arztbesuche, mit der Hoffnung auf erfolgversprechende Maßnahmen, zehren an den Kräften, sondern auch das häufige Unverständnis der Umwelt und die Notwendigkeit, sich stets erklären zu müssen für das Anderssein und für das andere Verhalten. Ganz nebenbei sind da auch noch der Haushalt, die Geschwisterkinder, der Ehepartner, denen man gerecht werden möchte. Nicht zu vergessen sind die Konflikte in der Familie, bedingt durch die besondere Fürsorge für das allergiekranke Kind.

Auch die Eltern von Neurodermitiker-Kindern brauchen Unterstützung

Aus eigener Erfahrung weiß ich, daß man für jegliche Informationen, die das Thema Neurodermitis betreffen, und auch für Ratschläge zur praktischen Umsetzung im Alltag dankbar ist. Denn nach der ärztlichen Diagnose kommt zunächst einmal die Frage »Wie kann ich meinem Kind helfen?«. Eine einfache und klare Antwort auf diese Frage gibt es nicht, da mehrere Faktoren als Ursache eine Rolle spielen können. Neben vielen Maßnahmen, die im häuslichen Bereich getroffen werden können, hat auch die Ernährung einen wesentlichen Einfluß auf eine Verbesserung der Neurodermitis, denn allzu häufig sind es Nahrungsmittel und deren Zusatzstoffe, die zu allergischen Reaktionen führen. Durch eine Ernährungsumstellung kommt es oft zu einem Abklingen der Symptome. Die Frage ist nur: Wie setze ich die Forderung nach einer anderen Ernährung um? Denn gerade in dieser speziellen Situation ist es gar nicht so einfach, Engagement und Kreativität zu entwickeln. Als ich vor sieben Jahren mit dieser Problematik konfrontiert worden bin, gab es kaum Literatur zu diesem Thema.

Die Forderung nach einer Ernährungs-umstellung kann problematisch sein

Die Regale der Buchhandlungen waren gut sortiert in Bezug auf diverse Diäten zum Abnehmen, Diäten bei zu hohem Cholesterinspiegel, bei Gicht, Herz-Kreislauf-Erkrankungen usw. Aber kaum etwas zum Thema »Ernährung bei Neurodermitis«. So mußte ich Eigeninitiative ergreifen und liebgewonnene Rezepte verändern oder neue entwickeln, was auch mir in dieser besonders angespannten Situation, die diese Erkrankung für alle Beteiligten mit sich bringt, nicht immer ganz leicht gefallen ist. Aus dieser Erfahrung heraus ist die Idee entstanden, die Rezepte auch für andere aufzuschreiben und damit betroffenen Familien Mut »zur etwas anderen Küche« zu machen. Ziel sollte es sein – und das empfinde ich als absolut wichtig –, allergikergerechte und gleichzeitig auch leckere Rezepte für die gesamte Familie zu finden, damit nicht auch noch innerhalb der Familie das allergiekranke Kind durch besondere Kost in seiner Außenseiterposition bestätigt wird. Im Alltag ergeben sich immer noch viele Situationen, in denen Neurodermitiker mit ihrer Sonderstellung zurechtkommen müssen.

Verträgliche Gerichte sollten für die ganze Familie geeignet sein

Mit den richtigen Rezepten wird die Auswahl an schmackhaften Gerichten größer, der Speiseplan vielfältiger und damit auch die Lebensfreude für Neurodermitiker größer. Weiterhin habe ich mich bemüht, viele andere Probleme, die sich mit dieser Krankheit ergeben, anzusprechen und eigene Erfahrungen weiterzugeben, die Ihnen den Alltag etwas erleichtern sollen. Diese Angaben erheben aber keinen Anspruch auf Vollständigkeit, da das Thema viel zu komplex ist.

Was ist Neurodermitis?

Die Zahl der Neurodermitiker nimmt zu

Allergien und Hauterkrankungen nehmen immer mehr zu. Sie betreffen Kleinkinder, aber auch Erwachsene und ältere Menschen. War die Neurodermitis vor 15 Jahren noch kaum bekannt, so sind es in Deutschland heute schon drei Millionen Menschen, die von Neurodermitis betroffen sind, und es werden immer mehr.

Ursachen für Neurodermitis

Wo liegen die Ursachen dieser alarmierenden Entwicklung? Sicherlich spielen mehrere Faktoren eine Rolle. Zum einen sind es die negativen Umwelteinflüsse, die unser Immunsystem beeinflussen, zum anderen die starken psychosozialen Belastungen und natürlich auch die erbliche Veranlagung.

Die Veranlagung zu Neurodermitis ist erblich

Neurodermitis (auch *atopische Dermatitis* oder *endogenes Ekzem* genannt) gehört wie das allergische Bronchialasthma und der allergische Schnupfen (Heuschnupfen) zu den atopischen Erkrankungen, das heißt es wird nicht die Erkrankung selbst vererbt, sondern die Veranlagung dazu (vererbte Allergiebereitschaft). Wenn beide Eltern an einer atopischen Erkrankung leiden, liegt die Erkrankungswahrscheinlichkeit für die Kinder bei ca. 60 %, ist nur ein Elternteil betroffen, bei ca. 30 %. Ob es später einmal zu einer leichten oder schweren Form einer atopischen Erkrankung kommt, kann nicht vorausgesagt werden. Es ist ebenfalls völlig offen, welche atopische Erkrankung (Neurodermitis, Asthma oder Heuschnupfen) sich ausprägt. Wenn beide Elternteile die gleiche Manifestation haben, z. B. für Neurodermitis, dann ist die Wahrscheinlichkeit, daß auch die Kinder diese Art der atopischen Erkrankungen bekommen größer als bei Eltern mit unterschiedlichen atopischen Erkrankungen. Innerhalb einer Familie können auch die Geschwister verschiedene Manifestationen zeigen. Zudem kann eine geerbte Erkrankungsneigung auch erst nach Generationen zum Ausbruch kommen, das heißt, daß auch dann, wenn die Großeltern unter Allergien leiden, eine Neigung des Kindes bestehen kann, obwohl die Eltern keine Allergiker sind.

Neurodermitis – eine Störung des Immunsystems

Was bedeutet Neurodermitis, und was spielt sich im Körper ab? – Neurodermitis ist eine nicht ansteckende, chronisch entzündliche Hauterkrankung. Es liegt eine Störung des körpereigenen Abwehrsystems vor. Normalerweise reagiert der Körper auf das Eindringen von Antigenen (z. B. schädlichen Fremdstoffen oder Mikroorganismen wie Bakterien, Pilzen oder Viren) mit der Bildung von Antikörpern. Es kommt zu einer Antigen-Antikörper-Reaktion, die das Antigen unschädlich macht. Die so gebildeten Antikörper führen meist zu einer Immunität gegenüber dem entsprechenden Krankheitserreger. Bei Neurodermitikern kommt es zu übertriebenen Antigen-Antikörper-Reaktionen, zu Überempfindlichkeitsreaktionen des Immunsystems gegenüber bestimmten Substanzen (Allergenen), die für den Körper eigentlich ungefährlich sind. Als Allergene können u. a. Medikamente, Tierhaare, Hausstaub, Blütenpollen, Chemikalien, aber auch Nahrungsmittel wirken. Warum diese Substanzen vom Immunsystem als »Feinde« bekämpft werden und Antikörper gebildet werden, ist unklar. Gekoppelt an die Antigen-Antikörper-Reaktion ist eine vermehrte Histaminausschüttung. Histamin ist ein Hormon, das am Ende der Immunreaktionskette steht. Seine vermehrte Ausschüttung führt entweder zu Störungen des Blutkreislaufes, zu Darmirritationen, Juckreiz und Quaddelbildung (wie bei Nesselsucht), zu starken Absonderungen der Nasenschleimhaut (beim Heuschnupfen) oder zu Atembeschwerden (beim Asthma). Im Fall von Neurodermitis äußert sich dies durch juckende und nässende Hautveränderungen.

Je nach Art der Abwehrreaktion treten die Symptome sofort oder mit Verzögerung auf.

Neurodermitis ist eine übersteigerte Abwehrreaktion des Körpers

11

Was man bei Neurodermitis beachten sollte

Im Laufe des Lebens können sich Allergien häufen oder verändern

Für Neurodermitiker ist es besonders wichtig, einige Vorsichtsmaßnahmen zu beachten, denn auch wenn sie zunächst nur gegen ein Allergen überempfindlich reagieren, kann es nach kurzer Zeit oder nach einigen Jahren zu weiteren Überempfindlichkeiten gegenüber anderen Stoffen kommen, z. B. gegen Hausstaubmilben, bestimmten Nahrungsmitteln, Schimmelpilzen und Pollen. Die Gefahr sich häufender oder wechselnder Allergien besteht immer aufgrund der vererbten Allergiebereitschaft. Beispielsweise können Hautreaktionen, die für das endogene Ekzem typisch sind, ganz vergehen, statt dessen aber Beschwerden im Lungenbereich wie beim Asthma bronchiale auftreten. Und auch wenn eine allergische Erkrankung offensichtlich »geheilt« worden ist, bleibt die Allergieneigung im Körper latent bestehen, und die Allergie kann jederzeit – oft auch in anderer Form – wieder auftreten. Das Risiko, die bestehende Allergie zu manifestieren oder weitere Allergien zu entwickeln, verringert sich ganz erheblich, wenn man den Kontakt mit starken Allergieauslösern vermeidet.

Bei Allergieneigung sollte man im wesentlichen folgende Ratschläge beachten:

- einer möglichst ausgeglichenen Lebensweise folgen und sich gesund ernähren
- möglichst keine Haustiere halten (Allergene befinden sich in Tierhaaren und Hautschuppen, auch Fischfutter ist stark allergen)
- Nikotin vermeiden (Zigarettenrauch reizt die Schleimhäute und wirkt sich allergiefördernd aus)
- Vermeidung blühender Pflanzen sowie Grünpflanzen in der Wohnung (Blütenpollen und Schimmelpilzsporen aus der Pflanze und der Blumenerde sind allergen)
- bei Wohnungseinrichtung, Kleidung und Hautpflege allergikerfreundliche Materialien und Produkte verwenden (im einzelnen siehe folgende Kapitel)

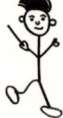

Wichtig ist es, die im einzelnen Fall krankmachende Ursache herauszufinden und demzufolge mit einer individuellen Therapie zu reagieren. Die Suche nach eventuellen Allergieauslösern gleicht häufig der Suche nach der berühmten Nadel im Heuhaufen. Sind es Inhalationsallergene (z. B. Blütenpollen oder Chemikalien), Nahrungsmittel oder Zusatzstoffe in Lebensmitteln, Hausstaubmilben, Haustiere, Schimmelpilze, Medikamente, Zusatzstoffe in Waschmitteln, Zahnputzmitteln, Sonnencremes oder Körperpflegeprodukten, die die Allergie auslösen?

Der erste Schritt bei einer Therapie ist das Identifizieren der Allergieauslöser

Für mich war es hilfreich, für einige Wochen ein Tagebuch zu führen (Muster siehe Seite 14) und zwar nicht nur über die verwendeten Nahrungsmittel, sondern auch über Kontakte mit Haustieren und deren Futter, Impfungen und Infekte und über aufregende Ereignisse (wie z. B. Kindergeburtstage, Zoo- oder Zirkusbesuche). Auch die Einnahme von Vitaminpräparaten und Medikamenten sollte vermerkt werden. Daneben wird jeweils auch täglich der Hautzustand beurteilt. Bei einem Arztbesuch können diese Notizen sehr hilfreich sein. Empfehlenswert ist es, während dieser Zeit bewährte Waschmittel, Salben, Zahnpasten, Haarwaschmittel und andere Pflegemittel möglichst nicht zu wechseln. Weiterhin können Maßnahmen getroffen werden, die sich auf den Wohn- und Schlafbereich, die Kleidung, die Körperpflege und den Sonnenschutz beziehen, die nachfolgend erläutert werden.

Das Tagebuch hilft, die allergieauslösenden Substanzen zu finden

Vorschlag für eine Tagebuchseite

Datum:

Nahrungsmittel:
(Es werden ausnahmslos alle Nahrungsmittel aufgeführt, die an einem Tag gegessen bzw. getrunken wurden)

Besonderheiten des Tages/Beurteilungen:
Verhalten:
- O ausgeglichen/fröhlich   O unkonzentriert
- O aggressiv   O unzufrieden

Besondere Ereignisse:
- O Sport/Schwimmbadbesuch
- O Kindergeburtstag   O Zirkus- oder Zoobesuch
- O Trennung von Bezugspersonen   O Prüfungen
- O sonstiges:

Kontakt mit Tieren und deren Futter:

Infekte/Impfungen:

Medikamente/Vitaminpräparate:

Verdauung/Stuhlgang:

Körperpflege:
Cremes, Seifen, Badezusätze, Shampoo:

Sonnenschutzmittel:

Schminkstifte, Parfum:

Zahnputzmittel:

Schlaf: O viel   O wenig   O normal   O unruhig

Hautzustand:

Praktisch ist, diese Seite mehrfach zu kopieren und einen Ordner anzulegen. So können Sie alle wichtigen Informationen vom Tage festhalten, indem Sie das Zutreffende ankreuzen bzw. kurz notieren und Produktnamen angeben. Es lohnt sich auch, in der Rubrik »Besonderheiten des Tages/Beurteilungen« Auffälliges gleich rot zu kennzeichnen, um die spätere Auswertung zu erleichtern.

14

Der Wohnbereich

Im Wohnbereich gibt es zur Vermeidung von Allergenen einiges zu beachten. So wirken sich bestimmte chemische Substanzen, wie z. B. Formaldehyd – das sich in Möbeln aus Preßspannplatten, Holzbodenversiegelungen, Nachtspeicherheizungen und Teppichklebern befinden kann – und Holzschutzmittel – die in Holzverkleidungen an Decken und Wänden und Holzbalken eventuell enthalten sind – negativ auf das Immunsystem aus und gelten als Auslöser für Allergien.

Auch Elektrosmog kann vermutlich langfristig das Immunsystem schädigen und den Boden für verschiedene akute und chronische Leiden bereiten.

Wohngifte und Elektrosmog sollten gemieden werden

Weiterhin sollten Teppichböden, offene Regale und schwere Vorhänge gemieden werden, da diese schwerer von Staub freizuhalten sind als wischbare Bodenbeläge und geschlossene Schränke.

Auf allergieauslösende Substanzen und andere störende Einflüße im Wohnbereiche sollte geachtet werden

Empfehlenswert	Nicht empfehlenswert
wischbarer Bodenbelag	Formaldehydhaltige Einrichtungsgegenstände
häufiges Staubsaugen und -wischen	Holzschutzmittelwirkstoffe wie PCB, Lindan, Dichlofluanid
	Teppichböden
	offene Regale
	schwere Vorhänge

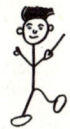

Bett und Schlafraum

Da man sich im Schlafbereich sehr viele Stunden täglich aufhält, ist man auch hier besonders intensiv und häufig allergieauslösenden Stoffen ausgesetzt.

Kopfkissen und Bettdecke sollten aus waschbarem Material sein. Es gibt mittlerweile ein großes Angebot an Allergikerbettdecken und Kopfkissen, die man bei 60° C in der Waschmaschine waschen kann. Ebenfalls sind Matratzenauflagen zu empfehlen, die gewaschen werden können. Die Bettwäsche sollte wöchentlich gewechselt werden und bei 60° C waschbar sein. Nicht empfehlenswert sind Federbetten und -kissen, Roßhaarmatratzen oder Matratzen, in denen andere tierische Materialien verarbeitet sind.

Keine tierischen Materialien für Bett und Zubehör

Viele Allergiker kommen gut mit Latexmatratzen zurecht, andere wiederum reagieren allergisch auf Latex. (In diesem Fall sollten Sie übrigens auch darauf achten, daß Schnuller, Sauger und Luftballons keine Latexanteile haben. Diese werden häufig als Allergieursache nicht erkannt!) Erkundigen Sie sich am besten bei Ihrer örtlichen Verbraucherberatungsstelle über Latexmatratzen, denn auch Latexmatratzen können allergieauslösende Stoffe beinhalten.

Neben Latexmatratzen kommen auch Kapokmatratzen in Frage. Kapok ist die Blütenfaser des Kapokbaumes und damit eine hochwertige Naturfaser. Kapokbäume wachsen in tropischen Mischwäldern. Da es keine Plantagenwirtschaft gibt, kommt es somit auch nicht zum Einsatz von Dünger und Spritzmitteln. Aufgrund seines natürlichen Bitterstoffes hält Kapok Milben ab und ist daher für Allergiker besonders geeignet.

Spezielle Matratzenbezüge verringern die allergene Belastung durch Milben

Weiterhin gibt es spezielle Matratzenbezüge, die für eine Allergenblockade sorgen. Diese Matratzenbezüge sind sehr dicht gewebt, innenseitig mit einer Molekularbeschichtung versehen und sollen für eine Abschirmung allergener Partikel sorgen. Allergene können somit nicht mehr nach außen dringen, und umgekehrt können keine Hautschuppen, die Hausstaubmilben als Nahrungsquelle dienen, ins Innere von Matratzen vordringen. Es gibt verschiedene Arten von Bezügen: Solche aus atmungsaktivem Baumwollgewebe sind bis zu 60° C waschbar und sollen einen Luft- und Feuchtigkeitsaustausch für die Matratze gewährleisten. Andere Bezüge sind aus 100 %igem Polyethylen. Diese sind ebenfalls feuchtigkeits- und in eingeschränktem Maße auch luftdurchlässig. Sie sind frei von Bindemitteln, Weißmachern, Füll- und Farbstoffen. Es gibt auch die Möglichkeit, Kopfkissen und Bettdecken mit speziellen Bezügen zu überziehen, über die dann die übliche Bettwäsche gezogen wird. Erhältlich sind alle genannten Bezüge in Apotheken, Sanitätshäusern oder Bettenfachgeschäften.

Denken Sie auch daran, daß nicht nur die Kinderbettmatratze möglichst allergenfrei sein sollte, sondern auch die elterlichen Betten, wenn die Kinder mit ins elterliche Bett genommen werden.

Auch die Betten der Eltern sollten möglichst allergenfrei sein

Potentielle Elektrosmog-Verursacher wie Fernseher, CD-Player, Computer und Radiowecker haben besonders im Schlafbereich nichts zu suchen. Durch installierte Netzfreischalter (Feldschaltautomaten) können elektrische Felder reduziert werden. Durch diese Geräte werden Stromkreisläufe unterbrochen, wenn kein Strom gebraucht wird.

Der Bodenbelag im Schlafraum sollte glatt und somit gut wischbar sein. Wie auch im übrigen Wohnbereich sind natürlich auch hier Teppichböden, schwere Gardinen und offene Regale, die größten »Staubfänger«, nicht zu empfehlen. Bei Kindern gehören Kuscheltiere mit zum Bett. Diese sollten möglichst bei 60° C waschbar sein. Da das oft nicht möglich ist, kann man die Kuscheltiere auch einige Tage in die Gefriertruhe legen oder starker Hitze bzw. starkem Sonnenlicht aussetzen (in der Sauna, dem Wäschetrockner oder draußen bei heißem Sommerwetter), um den Milbenbefall zu reduzieren.

Auch die Kuscheltiere möglichst milbenfrei halten

Die Kleidung nach Möglichkeit nachts nicht zum Lüften im Schlafzimmer aufhängen.

Staubsaugen und gründliches feuchtes Staubwischen ist häufig erforderlich, sollte aber nicht im Beisein des Allergikers geschehen.

Wichtig ist auch das tägliche Stoßlüften: Öffnen Sie fünf bis zehn Minuten das Fenster weit, damit ein Luftaustausch stattfindet, am besten morgens und abends vor dem Schlafengehen. Pollenallergiker sollten hier jedoch aufgrund des morgendlichen Pollenfluges vorsichtig sein (Pollenflugvorhersage beachten).

Um den Schlafraum möglichst von Allergenen freizuhalten, sollten einige wichtige Punkte beachtet werden (siehe auch »Der Wohnbereich«, Seite 15)

Empfehlenswert	Nicht empfehlenswert
Bettbezüge aus waschbarem Material (60° C)	Roßhaarmatratzen oder Matratzen mit anderen tierischen Materialien
Kapokmatratzen	
eventuell Latexmatratzen	Federbetten und -kissen
Matratzenbezüge mit Molekularbeschichtung für Allergiker, auch für die elterlichen Betten	Teppichböden
	offene Regale
Inletüberzüge für Allergiker	schwere Vorhänge
Netzfreischalter (Feldschaltautomaten), um Elektrosmog zu minimieren	Kleidung über Nacht im Schlafraum lüften
wischbarer Bodenbelag	
Stoßlüften	
Häufiges Staubsaugen und -wischen	
Fenster wegen Pollenflug in den frühen Morgenstunden geschlossen halten	

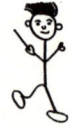

Die Kleidung

Allergische Reaktionen kann es auf alle Arten von Beklei-
dungsmaterialien geben. Daher ist es wichtig, die Kleidung
sorgfältig auszuwählen und die Reaktion auf verschiedene
Stoffe genau zu beobachten. Bevorzugen Sie Kleidung aus
reiner Baumwolle, Leinen oder reiner Seide, die häufig vertragen wird. Nicht empfehlenswert sind tierische Wolle, syn-
thetische Materialien, die nicht atmungsaktiv sind – besonders direkt auf der Haut –, imprägnierte Kleidungsstücke
und vor allem nicht farbfeste Kleidungsstücke. Gerade syn-
thetische, nicht atmungsaktive Kleidung führt zu stärkerem
Schwitzen, zu Wärmestau und dadurch zu vermehrtem Juckreiz. Kleidung aus Baumwolle, Leinen und Seide hingegen
hat einen kühlenden Effekt. Lieber mehrere dünne Baum-
wollteile übereinander anziehen als ein dickes aus Synthetik
oder Wolle. Bei Bedarf (ob im Freien, in warmen Räumen
oder beim Toben) kann die Kleidung entsprechend variiert
werden.

> **Kleidung aus Baumwolle, Seide oder Leinen wird meist gut vertragen**

Waschen Sie die Kleidung mindestens zweimal vor dem ersten Tragen. Gebrauchte Kleidung ist hautverträglicher, da
ein Großteil der schädlichen Stoffbehandlungsmittel, wie
z. B. Formaldehyd, schon herausgewaschen ist. Sie bietet sich
daher an. Zudem ist sie preisgünstiger. Vielleicht ergeben sich
Möglichkeiten zum Kleidertausch im Freundes- oder Be-
kanntenkreis, oder Sie nehmen Angebote aus der Zeitung
wahr oder stöbern einfach mal in einem Second-Hand-La-
den.

> **Neue Kleidung ist oft mit unverträg- lichen Substanzen behandelt**

Waschmittel müssen individuell ausgetestet werden. Allergische Reaktionen sind häufig auf Enzyme, Parfüms oder
Bleichzusätze zurückzuführen. Auf Weichspüler sollte ganz
verzichtet werden, und besonders wichtig ist das gründliche
Spülen der Wäsche. Achten Sie auch darauf, daß bei Wasch-
maschinen mit Sparprogrammen oft weniger Spüldurchgänge
programmiert sind oder mit vermindertem Wasserstand gespült wird. Das ist zwar umweltfreundlich, für Allergiker
aber nicht geeignet, da sich dann mehr Waschmittelrückstän-
de in der Kleidung befinden können.

19

Auch bei der Kleidung und deren Pflege gibt es für Neurodermitiker einiges zu beachten

Empfehlenswert	Nicht empfehlenswert
Kleidung aus Leinen, Seide, Baumwolle	Kleidung aus nicht atmungs-aktiven synthetischen Materialien und Wolle
Gebrauchte Kleidung	Imprägnierte Stoffe
Neue Kleidung vor dem ersten Tragen mindestens zweimal waschen	Nicht farbfeste Stoffe
Waschmittel austesten	Reißverschlüsse und Knöpfe mit Nickelbestandteilen, die direkt mit der Haut in Berührung kommen
	Weichspüler
	Waschen mit Sparprogramm

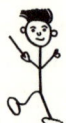

Das Spielzeug

Auch bei Spiel- und Bastelmaterialien ist einiges zu beachten, denn auch hier gibt es zahlreiche, nicht selten auch star-
ke Allergene.

Vorsicht bei Klebstoffen und Malfarben! Kritisch sollten Sie gegenüber Klebstoffen, Filzstiften,
Wachsmalstiften (siehe auch *Öko-Test-Sonderheft Kleinkin-
der*), Knetgummi und Fingerfarben sein. Bei Fingerfarben
(direkter Hautkontakt!) gibt es Produkte, die halogenorga-
nische Verbindungen enthalten (»*Chlor*-«, »*Brom*-« und
»*Jod*-«) und somit als gesundheitsschädlich und allergieauslösend gelten. Daneben konnten auch Blei- und Formalde-
hydabspalter in einigen Produkten nachgewiesen werden.
(Getestet wurden zwanzig Produkte durch *Öko-Test* in Heft
2/98 – nur eines ist empfehlenswert.)
Bei Stofftieren ist beispielsweise darauf zu achten, daß sie
weder Wollreste enthalten noch stark chemisch behandelt
sind (siehe auch Kapitel »Bett und Schlafraum« Seite 16).

Die Körperpflege

Vererbt ist beim Neurodermitiker auch die extrem trockene Haut. Die Talgdrüsen produzieren zu wenig Fett, die oberste Hautschicht kann nicht so gut Wasser binden, und auch die Regulation des Säureschutzmantels ist beeinträchtigt. Zudem kommen Reizungen der Haut durch Seife, Waschmittel, Kosmetika und Duftstoffe dazu.

Das nicht zu häufige und eher kühle Duschen sollte Vorrang vor dem Vollbad haben, da zuviel Wasser die Haut weiter austrocknet. Übrigens genügt es auch völlig, wenn Säuglinge einmal wöchentlich gebadet werden. **Baden trocknet die Haut aus**

Seifen und Badezusätze sind individuell zu testen. Seifen und auch normale Badezusätze wirken entfettend, die Haut trocknet weiter aus und es kommt zu vermehrtem Juckreiz. Gute Erfahrungen habe ich mit rückfettenden medizinischen Ölbädern gemacht. Wichtig ist es, den Badezusatz erst nach ca. fünf Minuten Verweildauer dem Badewasser zuzugeben. So kann die Haut Feuchtigkeit aufnehmen, ehe sie durch das zugegebene Fett geschlossen wird.

Nach dem Baden möglichst sanft abtrocknen, um die Haut nicht erneut zu reizen.

Das medizinische Ölbad kann übrigens auch zum Duschen verwendet werden. Auch hierbei wird, wie beim Vollbad, neben der Körperreinigung gleichzeitig die Rückfettung der Haut erzielt. Das Baden oder Duschen ist jedoch nicht direkt vor dem Schlafengehen empfehlenswert, da sich der Körper durch das Baden aufheizt und es dann unter der Bettdecke zu einem Wärmestau kommen kann. Bei Neurodermitikern kann dieser Wärmestau zu vermehrtem Juckreiz führen. Daneben wird es im Bett auch feuchter, wodurch die Gefahr der Milbenbesiedlung steigt. **Rückfettende medizinische Ölbäder geben der Haut die fehlende Feuchtigkeit**

Mit dem medizinischen Ölbad oder anderen konservierungsmittelfreien Fettcremes kann die Haut auch eingerieben werden, damit sie geschmeidig bleibt. Wasser-in-Öl-Cremes (fettende Cremes) eignen sich besonders für trockene Haut. Sie glätten die Haut und führen ihr gleichzeitig auch Wasser zu, da die vom Fett umgebenen Wassertröpfchen beim Auftragen mit in die Haut eindringen. Die Barrierefunktion der

Haut wird dadurch gestärkt. Spröde, trockene und rissige Haut schafft eine Eintrittspforte für Krankheitserreger und Schmutz und fördert somit Entzündungen.

Welche Creme sich am besten eignet, ist gar nicht so leicht herauszufinden, da jeder Neurodermitiker unterschiedlich auf die verschiedenen Substanzen in den Cremes reagieren kann. Allgemein gilt jedoch: Je weniger Inhaltsstoffe enthalten sind, desto geringer ist auch das Risiko einer Unverträglichkeit. Wichtig ist, daß pflegende Produkte aus gut verträglichen Zutaten bestehen. Denn nicht jede Creme hält, was die Werbung verspricht, nämlich daß sie für Allergiker gut verträglich ist. Cremes, die Harnstoff oder Gamma-Linolensäure enthalten, sind für Neurodermitiker zu empfehlen, da sie der trockenen Haut entgegenwirken. Neben chemisch-synthetischen Substanzen können auch natürliche Stoffe wie z. B. Ringelblume oder Kamille allergische Reaktionen auslösen. Wenn eine neue Creme ausprobiert werden soll, immer erst an einer Stelle (z. B. in den Armbeugen oder der Innenseite des Unterarms) auf Verträglichkeit testen.

Das Baden in Schwimmbädern kann bei vielen Neurodermitikern aufgrund des gechlorten Wassers sehr problematisch werden, daher besser auf natürliche geprüfte Badeseen ausweichen, aber auch das ist individuell verschieden. Manche Neurodermitiker vertragen das Wasser aus Badeseen nicht, wenn dort Enten oder andere Wassertiere leben. Manchmal läßt sich ein Besuch im Schwimmbad nicht vermeiden, wie z. B. bei Teilnahme an einem Schwimmkurs, beim Schwimmen in der Schule oder einfach, weil Ihre Kinder kleine Wasserratten sind und gern schwimmen, ob mit der Familie oder mit Freunden. Wichtig ist, daß sie sich danach gut abduschen und eincremen.

Kritisch sollte man auch gegenüber Zahnputzmitteln, die auch allergieauslösende Schaum-, Aroma-, Farb- und Konservierungsstoffe enthalten können, gegenüber Haarwaschmitteln, Kinderparfüms und Schminkstiften sein.

Cremes mit möglichst wenig Inhaltsstoffen bevorzugen

Möglichst nicht in gechlortem Wasser schwimmen

22

Nicht nur die Wahl verträglicher Hautcremes ist für Neurodermitiker wichtig, sondern auch andere hautpflegende Maßnahmen

Empfehlenswert	Nicht empfehlenswert
Nicht zu häufiges und eher kühles Duschen	Vollbäder
	Baden in Schwimmbädern
medizinisch rückfettende Ölbäder	Seifen
	Badezusätze
Wasser-in-Öl-Cremes	Allergene in Cremes: Formaldehydabspalter (als Konservierungsmittel verwendet), Substanzen mit Namen, die die Buchstabenkombination »PEG« oder »eth« in Verbindung mit einer Zahl enthalten, Paraffine, Erdölprodukte, Silikone, synthetische Moschusverbindungen (deklariert mit »Parfum« oder »Fragrance«), halogenorganische Verbindungen (»Bromo-«, »Jodo-«, »Chloro-«)
Cremes mit Harnstoff oder Gamma-Linolensäure	
Verträglichkeit der Creme an einer Stelle testen	

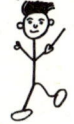

(Siehe auch Öko-Test, Heft 3/1998. Dort wurden 40 Cremes für Allergiker/Neurodermitiker getestet.)

Sonnenschutzmittel

Wie schön – es ist wieder Sommer! Die Kinder können im Freien spielen, toben, planschen. Damit die Freude an der Sonne nicht so schnell vergeht, hier einige beachtenswerte Punkte.

Hautärzte warnen schon seit langem, wegen der abnehmenden Ozonschicht – und der dadurch steigenden Hautkrebsrate – und der gleichzeitig zunehmenden Allergien, sich nicht ungeschützt intensiver Sonnenbestrahlung auszusetzen. Gerade bei Kindern ist guter Sonnenschutz besonders wichtig, denn auch vereinzelte Sonnenbrände erhöhen das Risiko, im Alter an Hautkrebs zu erkranken. Aber welches Sonnenschutzmittel ist gerade bei empfindlicher Haut zu

Besonders Kinder brauchen einen guten Sonnenschutz

Chemische Lichtschutz- faktoren werden von vielen Men- schen nicht vertragen

wählen? Und könnte nicht sogar die Gefahr bestehen, durch diese Präparate neue Allergien auszulösen? Nach einer Untersuchung der Hautklinik der Universität Göttingen (siehe auch: Silvia Schauer, Andreas Schrader, Helmut Ippen: *Göttinger Liste*, Wissenschaftsverlag Berlin 1994) sind es hauptsächlich die chemischen Lichtschutzfaktoren, daneben aber auch Emulgatoren und Duftstoffe, auf die immer mehr Menschen allergisch reagieren. Allergieauslöser Nummer eins sind die *Dibenzoylmethane*. Weiterhin bedenklich ist die Filtersubstanz *Oxybenzon*. Nach heutigen Erkenntnissen sind physikalische Lichtschutzfilter besser geeignet, da sie die UV-Strahlen nicht absorbieren, sondern auffangen und wieder reflektieren. Die meisten Sonnenschutzpräparate, die einen physikalischen Lichtschutz haben, sind mit dem Hinweis *Mikropigmente* gekennzeichnet. Deklarationen wie *Titandioxid* oder *Zinkoxid* weisen ebenfalls auf die Verwendung von mineralischen Mikropigmenten hin. Titandioxid ist in Fachkreisen jedoch umstritten, Zinkoxide gelten als weniger problematisch. Weiterhin sollte darauf geachtet werden, daß die Sonnenschutzmittel frei sind von Konservierungsstoffen, Emulgatoren und Duftstoffen. Ebenso verhält es sich mit den Insektenschutzmitteln.

Der Schutz der Haut vor zu viel Sonneneinstrahlung mit einer geeigneten Sonnenschutzcreme ist auch für Neurodermitiker wichtig

Empfehlenswert	Nicht empfehlenswert
Sonnencremes mit physika- lischem Lichtschutzfaktor (deklariert mit »Mikro- pigmente«, »Zinkoxid«)	Sonnencremes mit chemi- schem Lichtschutzfaktor (besonders die Inhaltsstoffe *Dibenzoylmethan* und *Oxybenzon*)
	Konservierungsstoffe
	Emulgatoren
	Duftstoffe

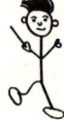

(siehe auch Öko-Test 6/1997. Dort wurden 27 Sonnenschutz- mittel für Kinder getestet.)

Impfungen

Impfungen bedeuten immer einen Eingriff in das Immunsystem des Menschen. Durch Impfungen wird das Immunsystem dazu angeregt, spezifische Antikörper gegen Krankheitserreger zu bilden. Das Thema Impfung ist aber sehr umstritten. Einerseits haben Impfungen die Ausbreitung so gefürchteter und lebensbedrohlicher Erkrankungen wie Tetanus, Diphtherie und Pocken eingedämmt und auch die Folgeerkrankungen nach einer Infektion mit Masern, Mumps, Röteln, Kinderlähmung und Keuchhusten minimiert, andererseits kann es bei Impfungen auch zu Impfschäden kommen, die nicht unterschätzt werden dürfen.

Impfungen schützen, können aber auch Impfschäden verursachen

Nehmen Sie sich Zeit, und besprechen Sie dieses Thema ausführlich mit dem Kinderarzt. Der Arzt, der die Impfungen durchführt, muß sich genau über die Allergien des Kindes informieren. Auf ein paar Punkte sollte hier aber noch hingewiesen werden: Versuchen Sie, die Impfungen zeitlich zu strecken und nicht alle zusammen durchführen zu lassen, denn gerade das Immunsystem des Allergikers reagiert auf Belastungen sehr sensibel.

Denken Sie auch daran, daß bei allergiekranken Kindern allergische Reaktionen gegenüber bestimmten Impfstoffen bzw. deren Inhaltsstoffen nicht ausgeschlossen werden können. Bei Kindern mit einer hochgradigen Hühnereiweißallergie ist z. B. bei einer Masernimpfung Vorsicht geboten, denn die in Deutschland verfügbaren kombinierten Mumps-Masern-Röteln-Impfstoffe enthalten Hühnereiweißbestandteile. Zur Herstellung des Impfstoffes werden die Virenstämme auf Hühnerembryonen gezüchtet. Es gibt aber auch Impfstoffe, die auf menschlichen Zellen gezüchtet werden, wie z. B. der Schweizer Masernimpfstoff. Die Impfstoffe gegen Grippe und FSME (Frühsommer-Meningoencephalitis) enthalten ebenfalls Hühnereiweißbestandteile. Allergische Reaktionen erfolgen eventuell auch wegen der Zusätze, die dem Impfstoff zur Erhöhung der Haltbarkeit zugesetzt werden. Manche Impfstoffe enthalten auch kleine Mengen Antibiotika, meist Penicillin oder Streptomycin, die ebenfalls allergieauslösend sein können.

Auch Impfstoffe können Allergene enthalten

Impfstoffe aus abgetöteten Bakterien (Diphtherieimpfstoff) oder sogenannte Toxoidimpfstoffe – wie der Tetanusimpfstoff – sind bei einer Hühnereiweißallergie unbedenklich. Geimpft werden sollte nicht während einer Cortisonbehandlung und auch nicht, wenn akute Infekte oder Neurodermitisschübe vorliegen. Wenn Sie gerade bestimmte Lebensmittel oder Medikamente austesten, ist eine Impfung ebenfalls nicht angebracht, denn nach einer Impfung kann es zu einem Aufflammen des Ekzems kommen, und die Ursache der Verschlechterung kann nicht mehr zugeordnet werden.

Einige Krankheiten können den Ausbruch einer Allergie begünstigen

Andererseits sind Impfungen auch zum Schutz vor Allergien notwendig, denn gerade langandauernde Infekte der Atemwege (z. B. Keuchhusten) können die Neigung zu einer respiratorischen (die Atemwege betreffende) Allergie verstärken oder sogar zu deren Ausbruch führen. Bestehende Bronchialallergien könnten sich dadurch sogar noch verschlimmern. Ebenso verhält es sich nach einer Maserninfektion. Gelegentlich kommt es bei Masern zu Komplikationen wie einer Lungenentzündung, die eine respiratorische Allergie ebenfalls ungünstig beeinflussen kann.

Sie sehen, das Thema Impfung ist sehr komplex und schwierig. Es gilt hier, genau das Für und Wider abzuwägen, natürlich immer mit Hilfe Ihres Arztes.

Impfungen bedeuten immer einen Eingriff in das Immunsystem. Deshalb ist es besonders für Allergiker wichtig, einige Vorsichtsmaßnahmen zu beachten:

Empfehlenswert	Nicht empfehlenswert
Impfungen einzeln und in größeren zeitlichen Abständen durchführen	Bei Hühnereiweißallergie: Mumps-Masern-Röteln-Impfstoff, Grippe- und FSME-Impfstoff
Bei Hühnereiweißallergie: Schweizer Masernimpfstoff	antibiotikahaltige Impfstoffe
	Konservierungsstoffe in Impfstoffen
	Impfen bei Infekten und Neurodermitisschüben
	Impfen bei Kortisonbehandlung
	Impfen, wenn Lebensmittel ausgetestet werden

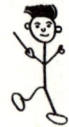

Streß und seelische Spannungen

Die Krankheitssymptome bei Neurodermitikern verschlechtern sich häufig bei psychischen Belastungen wie Streß und seelischen Spannungen. Dabei werden bestimmte Eiweißstoffe im Körper freigesetzt, die die allergische Reaktion verstärken. Der Begriff »NEUROdermitis« deutet bereits darauf hin, daß auch nervliche Faktoren bei dieser Hauterkrankung eine Rolle spielen. Gerade Kinder mit Neurodermitis, die zudem noch sehr sensibel sind und in hohem Maße die Zuwendung und Liebe der Eltern brauchen, sollten in einer möglichst streßarmen Atmosphäre aufwachsen.

Neurodermitis ist stark vom Gemütszustand abhängig

Dieses ist aber leichter gesagt als getan. Denn häufig werden gerade durch die Hauterkrankung (denn man fühlt sich ja nicht wohl in seiner Haut) auch aggressive Verhaltensweisen oder depressive Verstimmungen ausgelöst, auf die die Umwelt oder die Familie nicht immer gelassen reagieren kann. Ein Teufelskreis setzt sich in Bewegung. Die Spannungen der Eltern, ihr »Gestreßtsein«, bedingt durch die ständige Forderung und Überforderung, lösen wiederum Spannungen beim Kind aus, ebenso wie z. B. Lärm, schulische Überforderung, Trennung von Bezugspersonen oder Einengung des Kindes. Wichtig sind daher psychologische Strategien für die Eltern (z. B. Entspannungstechniken wie autogenes Training und Yoga), um Streß zu umgehen oder ihn zu bewältigen. Oft helfen auch Gesprächstherapien weiter.

Streßmindernde Maßnahmen sind für Eltern ebenso wichtig wie für ihre Kinder

Sehr vielversprechend ist das sogenannte »Schwelmer Modell«, eine ambulante Langzeittherapie für Eltern und Kinder. Hier arbeiten Ärzte, Ernährungswissenschaftler, Sozialpädagogen und Psychologen zusammen. Ziel dieses Projektes ist es, positiv auf die Krankheit einzuwirken, ohne die Patienten wochenlang aus ihrer gewohnten Umgebung, ihrem Alltag mit all seinen kleinen und großen Problemen herauszulösen, denn gerade die erfolgreiche Konfliktbewältigung ist ein wesentlicher Teil der Therapie. Es werden Gruppengespräche, Einzelgespräche und Entspannungsübungen angeboten, ebenso wie individuelle Ernährungsberatungen. Die Erfolge sind durch umfangreiche Begleit-

Das Schwelmer Modell integriert die Therapie in den Alltag

27

forschungen dokumentiert. Deshalb übernehmen die Krankenkassen auch die Kosten (Kontaktadresse im Anhang S. 183).

Besonders Mütter allergiekranker Kinder werden in hohem Maße sowohl physisch als auch psychisch gefordert, allein dadurch bedingt, daß sie in der Regel auch die meiste Zeit mit den Kindern verbringen. Versuchen Sie, wenn irgend möglich, sich einen freien Nachmittag und Abend zu schaffen, an dem Sie das tun können, was Ihnen gefällt. Gehen Sie mal wieder bummeln oder ins Kino, in eine Ausstellung, ins Theater oder in ein Konzert, denn nicht nur Entspannungstechniken verhelfen zu Ausgeglichenheit und Zufriedenheit, sondern auch Mußestunden. Sie werden merken, daß Sie wieder mit viel mehr Kraft und auch Geduld das Alltägliche bewältigen können.

Naturheilmittel und Hausmittel

Naturheilmittel sind, auch in bezug auf Neurodermitis, im Kommen. Sicher haben Sie schon einmal etwas von Nachtkerzen- und Schwarzkümmelöl gehört. Sie enthalten Gamma-Linolensäure. (Diese ist ebenfalls in Muttermilch und in Kaltwasserfischen wie Hering und Wildlachs enthalten.) Gamma-Linolensäure ist eine langkettige, mehrfach ungesättigte Fettsäure, die entzündungshemmend und regulierend auf das Immunsystem wirkt. Theoretisch wird die Gamma-Linolensäure aus ihrer Vorstufe Linolsäure im Körper gebildet, diese Umwandlung kann allerdings durch verschiedenste Faktoren gehemmt sein (z. B. Streß, Allergien, Medikamente und Nikotin). Durch eine Nahrungsergänzung in Form dieser Öle kommt es bei vielen Neurodermitispatienten zu einer erheblichen Verbesserung des Krankheitsbildes, bis hin zu völliger Beschwerdefreiheit.

Gamma-Linolensäure kann den Hautzustand stark verbessern

Zur Nahrungsergänzung:
Die Nachtkerze *(Oenothera biennis)* wurde im Jahre 1612
erstmals von Nordamerika nach Europa gebracht. Heute ist sie
vorwiegend auf steinigen und sandigen Böden anzutreffen.
Ihren Namen hat sie erhalten, weil sich ihre zitronengelben
Blüten erst gegen Abend öffnen und über Nacht so verbleiben.
Auch ich habe diese außergewöhnliche Pflanze in unserem
Garten und freue mich jedesmal wieder über das langsame
Öffnen der Blüten und das leuchtende Gelb in der Dämmerung.
Zur Gewinnung des Nachtkerzenöls werden die Samen ausgepreßt. Je nach Präparat, das in Apotheken und Reformhäusern
zu bekommen ist, sind unterschiedliche Fettsäureanteile vorhan-
den *(Gamma-Linolensäure* und *Linolsäure:* 8 bis 10 %, *Linolen-
säure:* ca. 70 %). Das Nachtkerzenöl wird in Form von Kapseln
angeboten. Da Kinder bekanntlicherweise nicht gerne Kapseln
schlucken und der Gelatineanteil der Kapsel heute auch nicht
mehr ganz unbedenklich ist, habe ich den Inhalt auf einen
Teelöffel ausgedrückt und das Öl entweder pur oder, als die
Kinder noch klein waren, unter den Brei gegeben.

Der ägyptische **Schwarzkümmel** *(Nigella sativa)* ist für Heil-
zwecke bestens geeignet. Er wird in der arabischen Wüste
angebaut. In unseren Breiten ist er meist nur als Zierpflanze
bekannt (»Jungfer im Grünen«). Zur Gewinnung des Schwarz-
kümmelöls werden die Samen ausgepreßt.
Schwarzkümmel ist aber nicht gleich Schwarzkümmel. Da es
auch giftige Schwarzkümmelsorten gibt, achten Sie darauf, daß
sie nur reines und geprüftes Öl kaufen (am besten in der Apotheke). Schwarzkümmelöl wird in Kapseln oder in kleinen Fla-
schen angeboten und kann auch Cremes beigemischt werden.
Er ist zur inneren und äußeren Anwendung geeignet.
Über Schwarzkümmel gibt es spezielle Literatur, die über die
vielfältigen Anwendungsmöglichkeiten informiert.

Bei Ekzemen:
Zur inneren und äußeren Anwendung bei Ekzemen eignet sich
Stiefmütterchentee (Zubereitung unter Getränke Seite 176).

Der Inhaltsstoff des **Lapachotees,** *Lapachol,* soll bei Neurodermitikern eine Linderung der Symptome bewirken. Wissen-
schaftliche Untersuchungen bestätigen außerdem, daß er
Darmpilze vertreibt. Der Tee wird aus Rindenextrakten des
südamerikanischen Lapacho-Baums hergestellt. Die Extrakte sind

reich an Calcium, Kalium und Eisen (Zubereitung siehe Geträn-
ke Seite 176).
Man sollte übrigens die Teesorte öfter wechseln und nicht über
Wochen hinweg den gleichen Tee trinken!

Teebaumöl kann bei problematischer, irritierter Haut genutzt
werden und lindert den Juckreiz. Das Öl ist gut hautverträglich,
wie immer ist es aber auch hier wichtig, daß zuerst an einer
Körperstelle auf Verträglichkeit geprüft wird. Das Öl sollte insbesondere bei Säuglingen nicht unverdünnt auf die Haut gebracht
werden. Achten Sie beim Kauf auf Produkte, die aus kontrolliert
biologischen Anbau stammen und 100 % naturrein sind.
Teebaumöl ist ein ätherisches Öl, das aus den Blättern des
Teebaums *(Melaleuca alternifolia)* gewonnen wird. Dieser ist im
Sumpfland der Ostküste Australiens beheimatet und gehört zu
der Gattung der Myrtengewächse.
Zur Linderung von Juckreiz gibt es Teebaumöl-Cremes, die auf
die betroffenen Stellen aufgetragen werden. Man kann auch
fünf bis zehn Tropfen des reinen Öls dem Vollbad zugeben.
Teebaumöl eignet sich auch bei Halsschmerzen zum Gurgeln:
Einfach vier bis fünf Tropfen Teebaumöl in lauwarmes Wasser
geben.
Über das Teebaumöl gibt es umfangreiche Literatur, die über
die vielfältigen Anwendungsmöglichkeiten informiert.

Aber auch bei »Schnupfen, Husten, Heiserkeit« gibt es gerade für Kinder viele bewährte Hausmittel, die Erstaunli-
ches bewirken. Viel zu häufig wird heutzutage gleich zu
Medikamenten gegriffen, ohne dem Körper die Möglichkeit
zu geben, allein mit der Krankheit fertig zu werden. Nicht
unterdrücken, sondern *unterstützen* sollte es zunächst einmal heißen. Diese Hausmittel sind natürlich nur bei leichten
Formen der Erkrankung oder als unterstützende Maßnahmen zur ärztlichen Therapie gedacht. Viele Ärzte begrüßen
übrigens die Anwendung bewährter Hausmittel, wenn nach
einer gründlichen Untersuchung keine Komplikationen zu
erwarten sind.
Zudem enthalten Medikamente häufig geschmacksverstär-
kende Zusatzstoffe und Farbstoffe, um sie attraktiver zu
machen und auch Antioxidationsmittel. Besonders durch die

Einnahme von Antibiotika kann es zu einer ungünstigen Veränderung der Bakterienflora im Darm kommen. Aber nur mit einer natürlichen und gesunden Darmflora kann das Immunsystem funktionieren. Beim Neurodermitiker liegt häufig eine Fehlbesiedlung des Darms vor, d. h. es kommt zu einer übermäßigen Besiedlung krankmachender Keime z. B. durch den Candidapilz, gleichzeitig aber auch zu einer Verdrängung der natürlichen und gesunden Bakterienflora. Durch eine mikrobiologische Stuhluntersuchung läßt sich der Zustand der Darmflora erkennen. Liegt eine Fehlbesiedlung des Darms vor, muß eine Darmsanierung vorgenommen werden.

Bei Säuglingsschnupfen:
Majoranbutter (erhältlich in der Apotheke) wirkt abschwellend auf die Nasenschleimhäute und ermöglicht einen ruhigen Schlaf durch gutes Durchatmen. Bei Bedarf mehrmals täglich von außen um die Nasenlöcher herum einreiben.

Muttermilch mehrmals täglich um die Nasenlöcher herum einreiben oder mit einer Pipette (aus der Apotheke) wie Nasentropfen verabreichen.

Bei Husten:
Hustenteemischung über den Tag verteilt trinken (Rezept siehe Getränke Seite 177)

Ein bis zwei Teelöffel **Zwiebelsaft** über den Tag verteilt geben (Rezept siehe Getränke Seite 177)

Eine gehackte Zwiebel in einem **Zwiebelsäckchen** nimmt den Hustenreiz, der Geruch ist jedoch nicht jedermanns Sache. Dafür eine geschnittene Zwiebel in ein Taschentuch geben und zubinden. Nachts ins Schlafzimmer legen.

Bei Ohrenschmerzen:
Zwiebelsäckchen: Eine fein gehackte Zwiebel in etwas Sonnenblumenöl dünsten. In ein Taschentuch füllen und mit einem Gummiband gut verschließen. Auf das betroffene Ohr legen und eine Wärmflasche darüberlegen.

Bei Insektenstichen:
Zwiebelscheiben möglichst sofort auf die Stichstelle legen. Der Schmerz läßt nach, und die Schwellung geht schnell zurück.

Neurodermitis und Ernährung

Neurodermitis und Ernährung hängen unmittelbar miteinander zusammen, denn häufig besteht eine Allergie gegen bestimmte Lebensmittel. In diesem Fall ist eine Ernährungsumstellung der wichtigste Schritt. Ernährungsumstellung bedeutet, daß unverträgliche Lebensmittel, besonders in der Anfangszeit, streng gemieden werden. Viele dieser unverträglichen Lebensmittel können im Lauf der Zeit aber wieder in den Ernährungsplan mit aufgenommen werden und sind dann häufig wieder verträglich.

Es reicht aber nicht aus, einfach nur die allergenen Lebensmittel wegzulassen, denn so wäre die ausreichende Versorgung mit allen wichtigen Nährstoffen nicht gewährleistet.

Ernährungsgrundwissen hilft bei der Zusammenstellung ausgewogener Mahlzeiten

Gerade für Allergiker ist die optimale Nährstoffversorgung aber besonders wichtig, um das ohnehin schon belastete Immunsystem zu stärken.

Ein gewisses Grundwissen über die einzelnen Lebensmittelgruppen kann helfen, den Speiseplan trotz einiger »Tabus« so zu gestalten, daß kein Mangel an Vitaminen, Mineralstoffen, Spurenelementen und anderen wichtigen Nährstoffen entsteht.

Wie erkenne ich unverträgliche Lebensmittel?

Wenn der Verdacht auf eine nahrungsmittelbedingte Allergie besteht, ist es zunächst notwendig, durch entsprechende Tests herauszufinden, um welche Nahrungsmittel es sich handelt. Denn nur durch eine Eliminationsdiät, das heißt das Weglassen von allergieauslösenden Nahrungsmitteln, kann eine Verbesserung des Hautzustandes erreicht werden. Auf den häufig geäußerten Ratschlag »am besten nichts tun, das verwächst sich schon wieder«, sollten Sie nicht hören, denn durch das Ignorieren einer Allergie kommt es nicht irgendwann zu einer Verbesserung, im Gegenteil, es gesellen sich weitere Nahrungsunverträglichkeiten dazu. Ebenfalls führt

Allergene Nahrungsmittel grundsätzlich meiden

32

das Unterdrücken einer Allergie, z. B. durch Cortisongaben, nicht zur gewünschten Heilung. Es kommt zwar zu einem Abklingen der Symptome, aber nur solange das Cortison verabreicht wird. Durch das Unterdrücken der Allergie kann die Neurodermitis zwar äußerlich abheilen, die allergische Disposition bleibt aber bestehen, verlagert sich häufig nur und zeigt sich dann an anderen Organen wie der Lunge (Asthma) und den Schleimhäuten (Heuschnupfen). Nach Absetzen der Cortisontherapie ist das Aufflammen des Ekzems – meist noch in stärkerer Form – vorprogrammiert, ganz abgesehen von den Nebenwirkungen, die Cortison hervorruft. Das heißt nun: Nicht eine symptomatische Behandlung ist der richtige Weg, sondern das Aufspüren der allergieauslösenden Nahrungsmittel oder anderer Allergene.

Bei Unterdrückung der Symptome kann sich die Allergie verlagern

Basisdiät und Suchkost

Welche Möglichkeiten gibt es, um unverträgliche Nahrungsmittel herauszufinden?

Sehr erfolgsversprechend – und das kann ich aus eigener Erfahrung sagen – ist eine ein- bis zweiwöchige **Basisdiät**, die möglichst wenig verschiedene und fast immer gut verträgliche Nahrungsmittel beinhaltet. Die Zusammenstellung der allergenarmen Basiskost sollte mit Hilfe des Kinderarztes oder einer Diätassistentin oder Ernährungsberaterin erfolgen. (Beispiele für Gerichte, die sich für eine Basisdiät eignen, finden Sie mit dem Symbol **B** gekennzeichnet im Rezeptteil ab Seite 69). Zeigt sich nach dieser Zeit eine Verbesserung des Hautzustandes, kann dann immer wieder ein einziges neues Nahrungsmittel in kleinen Mengen auf Verträglichkeit getestet werden (**Suchkost**). Zwischen den einzelnen »Probeessen« sollten aber zwei bis drei Tage vergehen, damit sich eine mögliche Unverträglichkeitsreaktion auch zeigen kann.

Ich habe während dieser Zeit ein Tagebuch geführt, in dem ich alle Nahrungsmittel aufgelistet habe, die täglich gegessen und getrunken wurden, und in dem ich zudem noch be-

Allergene lassen sich mit Hilfe der Basisdiät identifizieren

sondere Ereignisse vermerkt habe (siehe Tagebuchvorlage Seite 14). Bei Ihrem Arztbesuch können solche detaillierten Tagebuchnotizen sehr hilfreich sein und eventuelle Zusammenhänge aufzeigen, z. B. daß auf ein und dasselbe allergieträchtige Nahrungsmittel ganz unterschiedlich reagiert werden kann. Bei manchen Personen kommt es nur in bestimmten Situationen zur Symptomatik (Summationseffekt), so z. B. bei körperlicher Anstrengung, bei einem Infekt oder in Streßsituationen.

Die Rotationsdiät beugt erneuter Allergieentwicklung vor

Nach und nach können Sie immer mehr Nahrungsmittel wieder in den Speiseplan aufnehmen. Beachten Sie aber, daß die einzelnen Nahrungsmittel nicht in zu großen Mengen und nicht täglich, sondern immer im Wechsel von drei bis vier Tagen, gegessen werden (**Rotationsdiät**), um erneute Unverträglichkeiten erst gar nicht wieder aufkommen zu lassen.

Andere Allergietests

Bei besonders allergieverdächtigen Nahrungsmitteln wie Milch, Eiern und Nüssen sollten nur geringe Mengen, am besten mit Wasser verdünnt und tropfenweise, unter der Zunge getestet werden (**Unterzungentest**), aber nur unter medizinischer Betreuung, da es in einzelnen Fällen zu einem anaphylaktischen Schock kommen kann. Das ist eine schwere allergische Reaktion auf eine allergene Substanz, die lebensbedrohlich werden kann, wenn sie nicht sofort behandelt wird.

Beim **Pulstest** wird vor und nach dem Probeessen der Puls gemessen. Bei Unverträglichkeit steigt der Pulsschlag.

Bei der Suche nach möglichen Allergieauslösern – je nach Fragestellung und Verdacht durch Eigenbeobachtung der Symptome – stehen dem Arzt auch noch zahlreiche andere Tests zur Verfügung. Keiner der heute möglichen Tests führt jedoch zu einem hundertprozentig zuverlässigen Beweis.

Nahrungsallergene – Lebensmittel genauer betrachtet

Milchprodukte

Bei Kuhmilch und deren Produkten ist besondere Vorsicht geboten. Viele Neurodermitiker haben eine Allergie gegen Milcheiweiß. Je nach Schweregrad müssen dann alle Kuhmilchprodukte gemieden werden.

Für Neurodermitispatienten mit einer leichten Kuhmilchallergie gibt es auch Ausnahmen. Gekochte Milch ist dann verträglich, wenn sich die Allergie nur auf einen hitzeempfindlichen Bestandteil der Milch beschränkt, z. B. das alpha-Lactalbumin. Häufig werden auch Sauermilch und deren

Einige Milchprodukte sind bei leichter Kuhmilchallergie verträglich

---

Milchprodukte, die bei einer schweren Kuhmilchallergie gemieden werden müssen:
Molke, Buttermilch, Milchpulver, Quark, Kondensmilch, Sauermilcherzeugnisse, Joghurterzeugnisse, Kefir, Käse (Hart-, Weich-, Frisch- und Schmelzkäse), Butter

Häufiger verträgliche Milchprodukte bei einer leichten Kuhmilchallergie
Sauerrahmbutter, Sahne, Crème fraîche, Dickmilch, eventuell gekochte Milch

Besonders achtsam muß man bei Lebensmitteln mit **versteckten Milcheiweißbestandteilen** sein. Bei Fertigprodukten sollten Sie die Zutatenlisten auf der Verpackung beachten, denn Milch – häufig verborgen auch hinter Bezeichnungen wie Casein, Caseinate, Molke und Molkepulver, Joghurtpulver, Lactalbumin und Lactoglobulin – wird vielen Produkten zugesetzt.

Einige Beispiele für Nahrungsmittel, die häufig Milcheiweiß enthalten:

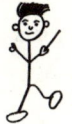

Margarine, Backmischungen für Kuchen und Brote, Speiseeis, Liköre, manche Zwieback- und Knäckebrotarten, Wurst- und Fleischwaren, Fertigsuppen, Mayonnaise, Senf, Ketchup, Salatsaucen

---

Produkte wie Sauerrahmbutter, Dickmilch und Crème fraîche vertragen. Milchsaure Lebensmittel wirken dazu noch anregend auf die Verdauung. Sie weisen – bedingt durch die Milchsäuregärung – einen hohen Gehalt an essentiellen Aminosäuren, Mineralstoffen, Vitaminen und Enzymen auf. Milchsäure wirkt sich außerdem positiv auf die Darmflora aus und verhindert Gär- und Fäulnisprozesse im Darm.

Häufig werden auch Schafs- und Ziegenmilch und deren Produkte vertragen. Fragen Sie nach dieser Milch in Ihrem Naturkostladen, im Reformhaus oder auf Bauernmärkten bzw.

Schafs- und Ziegenmilch werden oft vertragen

-hofläden. Das Angebot wird immer reichhaltiger. Ziegenmilch gibt es nur in den Monaten März bis November, in den übrigen Monaten kann man auf Ziegenmilchpulver ausweichen. Bei Schafs- und Ziegenkäse sollten Sie sich jedoch vergewissern, daß es sich um reine Produkte handelt und keine Beimengungen von Kuhmilch enthalten sind. Der Hinweis »aus Schafs- oder Ziegenmilch« reicht nicht aus. Hier können Kuhmilchanteile enthalten sein. Vermerkt sein muß »aus reiner Schafs- oder Ziegenmilch« oder »aus 100 % Schafs- oder Ziegenmilch«. Mittlerweile gibt es auch ein umfangreiches Angebot milchfreier Produkte in Naturkostläden, Reformhäusern und auch in Supermärkten, angefangen bei Keksen, Toastbrot, Gebäck, Zwieback, Knäckebrot bis zu Margarinen und vegetarischen Brotaufstrichen.

Milchersatz

Als Milchersatz kommen neben Sojamilch (die leider auch bei immer mehr Menschen allergen wirkt) auch Reisdrinks in Frage. Sie bestehen entweder aus Vollkornreis, Sonnenblumenöl, Meersalz, Sonnenblumenlecithin und Vanilleextrakt oder aber aus Vollkornreis, Distelöl und Meersalz mit oder ohne Vanillezugabe. Reisgetränke sind leicht verdaulich aufgrund ihres geringen Fettgehaltes. Sie sind rein pflanzlich, gluten- und cholesterinfrei. Sie eignen sich gut für Puddings, Milchmixgetränke und für die Eisherstellung.

Ein Sahne-Wasser-Gemisch im Verhältnis 1:3, Mandelmilch, Cashewmilch und Kokosmilch sind weitere Möglichkeiten Kuhmilch zu ersetzen. Schafs- und Ziegenmilch werden auch häufig vertragen, wenn die Allergie nicht gegen den Eiweißbestandteil Casein besteht.

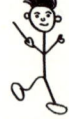

Nun noch zum Thema Calcium: Falls auf viele Milchprodukte verzichtet werden muß, stellt sich die Frage nach einer ausreichenden Calciumversorgung, die gerade bei heranwachsenden Kindern für das Zahn- und Knochenwachstum sehr wichtig ist. Einerseits empfiehlt sich die Einnahme von Calciumpräparaten. Achten Sie darauf, welche Zusatzstoffe diese Präparate enthalten. Oft ist Zitronensäure zugesetzt, die häufig nicht vertragen wird. Andererseits kann durch calciumreiche Lebensmittel – denn nicht nur Milch enthält Calcium! – die Calciumversorgung abgedeckt werden.

Auch ohne Milch kein Calciummangel

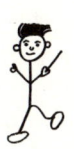

Calciumreiche Lebensmittel (Angaben in mg Calcium /100 g)	
Hartkäse, je nach Sorte	ca. 1000
Schnittkäse	700 – 800
Sesam	783
Mandeln	252
Petersilie	245
Sojabohnen	201
getrocknete Feigen	190
Schafsmilch	183
gekochter Grünkohl	160
gekochter Spinat	126
Ziegenmilch	123
Kuhmilch (zum Vergleich)	120
Kichererbsen	121
roher Fenchel	109
Mangold	103
Sonnenblumenkerne	100
getrocknete Korinthen	95
Brokkoli	87
getrocknete Aprikosen	82
Sahne 30 % Fett i. Tr.	80
Crème fraîche 40 % Fett i. Tr.	73
calciumreiches Mineralwasser	mind. 150 mg/l

Calcium: Empfehlenswerte Höhe der täglichen Zufuhr (mg)

Säuglinge	0 – 12 Monate	500
Kinder	1 – 3 Jahre	600
	4 – 6 Jahre	700
	7 – 9 Jahre	800
	10 – 12 Jahre	900
Jugendliche	13 – 14 Jahre	1000
	15 – 18 Jahre	1200
Erwachsene	19 – 24 Jahre	1000
	> 25 Jahre	800 – 900
Schwangere		1200
Stillende		1300

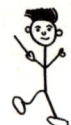

Beide Tabellen zusammengestellt aus: *Die große GU Nährwert-Tabelle* (Gräfe und Unzer, München 1998/99)

Zucker und alternative Süßungsmittel

Industrie-zucker kann spontan Juckreiz auslösen

Besonders der weiße Zucker führt bei vielen Neurodermitikern meist sehr schnell zu einer allergischen Reaktion mit einer Verschlimmerung des Juckreizes. Besser vertragen werden häufig weniger stark bearbeitete Süßmittel wie Ahornsirup, Birnendicksaft, Dattelmark und Ursüße.

Zucker ist nicht gleich Zucker. Es muß unterschieden werden zwischen dem natürlichen Zucker in Lebensmitteln, der zusammen mit Vitaminen, Mineralien und Spurenelementen vorkommt, und dem isolierten Zucker, dem Industriezucker, der durch ein aufwendiges industrielles Verfahren aus Zuckerrohr oder Zuckerrüben gewonnen wird und keinerlei Mineralstoffe, Vitamine oder Spurenelemente mehr enthält. Er wird auch als sogenanntes »leeres Kohlenhydrat« bezeichnet. Die Gefahr des Industriezuckers liegt nicht so sehr in seiner Vitamin- und Mineralstoffarmut, sondern vielmehr in seiner Wirkung als Vitamin- und Calciumverbraucher.

Raffinierter Zucker

Rohrzucker und **Rübenzucker**, **Fruchtzucker** (Fruktose), **Traubenzucker** (Glucose) und **Milchzucker** (Laktose) sind isolierte Zucker ohne Mineralien und Vitamine.

Der sogenannte **Rohzucker** ist ebenfalls ein raffinierter Zucker, bei dem lediglich auf die Bleichung verzichtet wurde.

Der Fabrikzucker hat also viele Namen. Und schaut man sich mal genauer die Zutatenlisten unserer Nahrungsmittel an, findet man ihn viel zu häufig in irgendeiner Form wieder.

Zucker begegnet uns nicht nur erwartungsgemäß in Schokolade, Kuchen, Keksen und vielen Süßigkeiten, sondern auch in Tomatenketchup, Wurst, Kartoffelpuffer, Kindertees, Salatsaucen und vielen Fertiggerichten.

Die Prägung auf »süß« beginnt bereits im Säuglingsalter mit süßen Babytees und -breien. Kinder haben kaum die Chance, den Eigengeschmack von Speisen und Getränken kennenzulernen und ein natürliches Geschmacksempfinden auszubilden. Die Reizschwelle für »das süße Empfinden« ist von Anfang an hoch.

Süßungsmittel als Alternative zum isolierten Zucker:

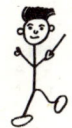

- **Honig** ist ein Naturprodukt. Beim Honig gibt es eine Vielzahl von Sorten und Qualitätsstufen. Er sollte kaltgeschleudert sein, da ihm sonst wichtige Mineralstoffe, Vitamine und Enzyme verloren gehen. Honig enthält zwischen 70 und 80 % natürlichen Zucker; sparsamer Umgang wird daher empfohlen. (Pollenallergiker sollten vorsichtig sein!)
- **Ahornsirup** ist der durch Kochen eingedickte Saft des Zuckerahornbaumes. Der Zuckeranteil liegt bei ca. 65 %.
- **Rübensirup** (Rübensaft) wird aus Zuckerrüben hergestellt. Rübensirup enthält ca. 60 % Zucker und weist einen hohen Gehalt an Mineralstoffen und Vitaminen auf.
- **Apfel- oder Birnendicksaft** wird durch Erhitzen hergestellt. Er enthält ca. 80 % Zucker.
- **Apfel- oder Birnenkraut** besteht aus eingedicktem Saft. Der Zuckergehalt liegt ca. bei 50 %.
- **Trockenobst** hat einen relativ hohen Zuckergehalt und viele Mineralstoffe und Vitamine. Es sollten jedoch nur ungeschwefelte Früchte Verwendung finden.

An den sparsamen Umgang mit Zucker gewöhnt man sich schnell

Mit alternativen Süßungsmitteln sollte sparsam umgegangen werden. Sie enthalten zwar wichtige Mineralstoffe, Spurenelemente und Vitamine, aber auch hohe Zuckerkonzentrationen. Frische Früchte sind ebenfalls eine süße Alternative. Besonders mit pürierten Bananen (z. B. im Hirsebrei oder als Bananenmilch) kann man wunderbar süßen. Übrigens: Der Körper gewöhnt sich auch sehr schnell an weniger Süße!

Getreide

Getreide ist das wichtigste pflanzliche Lebensmittel, denn das Getreidekorn enthält in seiner geschlossenen harmonisch ausgewogenen Ganzheit fast alle Nährstoffe, die für die Erhaltung des Lebens notwendig sind. Neben hochwertigem Eiweiß, Kohlenhydraten und Fett mit überwiegend ungesättigten Fettsäuren liefert es wichtige Vitamine der B-Gruppe (besonders das Vitamin B_1), Vitamin E, viele Mineralstoffe wie u. a. Calcium, Kalium, Magnesium und Spurenelemente.

Das volle Korn ist Träger wichtiger Inhaltsstoffe

Das ganze Korn wird auf natürliche Weise konserviert, da es kaum Wasser enthält und somit nur ein ganz schwacher Stoffumsatz erfolgt. Wird das Korn gemahlen, beginnt ein Oxidationsprozeß, der das Vollkornprodukt in nur wenigen Wochen ranzig werden läßt, bedingt durch den hohen Fett- und Eiweißgehalt.

Um das Mehl haltbarer zu machen, werden – und das bereits seit ungefähr 100 Jahren – Getreidekeim, Samen- und Fruchtschale sowie die Aleuronschicht vor dem Mahlen abgetrennt, und nur der stärkehaltige Mehlkörper wird zu

---

Die Mehltypen

Der Ausmahlungsgrad gibt an, wieviel Mehl, bezogen auf das Ausgangsgewicht des Korns, anfällt.

Die Mehltypen sind nach diesem Ausmahlungsgrad definiert. Sie bezeichnen den Mineralstoffgehalt des Mehls. Bei Mehltyp 405 liegt ein Ausmahlungsgrad von 40 bis 56 % vor, bei Typ 1050 von 82 bis 85 % und bei Vollkornmehl von 100 %. Je niedriger die Typenzahl, desto weniger Mineralstoffe sind enthalten.

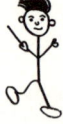

Mehl, dem sogenannten Auszugsmehl, verarbeitet. Aber gerade in den abgetrennten Schichten befinden sich die wertvollen Nährstoffe.

Mit dem Einzug des Auszugsmehls in die Haushalte ist ein Teufelskreis in Gang gesetzt worden, denn für einen gut funktionierenden Kohlenhydratstoffwechsel ist eine ausreichende Versorgung mit Vitamin B_1 notwendig. Je mehr Kohlenhydrate dem Körper zugeführt werden, desto mehr Vitamin B_1 wird zu deren Umwandlung benötigt. Vollkornmehle liefern das Vitamin B_1 mit, Auszugsmehlprodukte nicht. Je größer die Zufuhr von isolierten Kohlenhydraten (Auszugsmehlen) ist, desto größer wird der Bedarf an Vitamin B_1. Verstärkt wird das Ganze noch durch den enormen Verbrauch von Zucker, der zum Abbau ebenfalls Vitamin B_1 braucht.

Hier wird besonders deutlich, wie wichtig naturbelassene, in sich harmonisierende Lebensmittel sind.

Gerade bei Allergikern, die häufig an einem Mangel an Vitaminen, Mineralien und Spurenelementen leiden, kann durch Vollwerternährung einiges ausgeglichen werden. Die Betonung liegt jedoch auf dem Wort »kann«. Es gibt Fälle, bei denen sich durch eine Umstellung auf Vollwerternährung die Symptome bessern, in anderen Fällen verschlimmern sich die Ekzeme und der Juckreiz. Das liegt daran, daß Lebensmittel in ihrer natürlichsten Form auch stärker allergen wirken können. Es gibt Allergiker, die Auszugsmehl besser vertragen als Vollkornmehl oder für die auch gekochtes Getreide verträglicher ist als Frischkornzubereitungen. In diesem Fall sollten am Anfang zunächst auch gut verträgliche Lebensmittel in weniger vollwertiger Zubereitungsweise gegessen und erst nach einigen Monaten in vollwertiger Form ausprobiert werden. Am besten testet man selbst aus, welche Getreidearten am besten verträglich sind. **Vollkorn wird nicht von allen Neurodermitikern vertragen**

Erkundigen sich beim Brotkauf genau nach den Zutaten. Roggenbrote enthalten oft einen Anteil Weizenmehl.

Achten Sie auch auf die unterschiedlichen Triebmittel wie Hefe, Sauerteig oder Backferment. Hefe ist leider auch oft unverträglich. Trockenhefe wird jedoch häufig besser ver-

Häufig verträgliche Getreidesorten	Häufig unverträgliche Getreidesorten
Mais, Dinkel, Hirse, Grünkern und Buchweizen (Buchweizen ist eigentlich kein Getreide, sondern ein Knöterichgewächs)	Weizen, Roggen, Hafer, Gerste

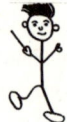

Auch gegen Backtriebmittel kann sich die Allergie richten

tragen als Frischhefe. Sie sollte aber unbedingt gemieden werden, wenn eine bei Neurodermitispatienten nicht selten auftretende Pilzbesiedelung des Darms oder der Haut vorliegt. Beim Backferment müssen Weizenallergiker vorsichtig sein, denn es enthält Weizen. Mittlerweile gibt es aber auch Bäkker, die Brote mit Backferment auf Hirsebasis anbieten. Sauerteig können Sie selbst ansetzen oder fertig im Reformhaus oder Naturkostladen kaufen. Sauerteig besteht aus Mehl (wahlweise Roggen, Weizen, Dinkel oder einer Mischung dieser Mehlsorten), Hefe und Wasser. Bei gekauftem Brot ist abzuklären, aus welcher Mehlsorte der Sauerteig angesetzt wurde. Meistens ist es eine Roggen-Weizen-Mischung. Versuchen Sie auch ruhig mal, ein Brot selbst zu backen (Rezepte ab Seite 170); es ist gar nicht so schwer, und Sie wissen genau, was in ihm steckt. Vermeiden Sie aber Brotbackmischungen, die zu viele verschiedene Bestandteile enthalten. Bei Teigwaren gibt es mittlerweile auch ein großes Angebot an eifreien Produkten. Darunter findet man auch Lasagneplatten mit und ohne Spinat, Buchweizennudeln, Cannelloni und Buchstabennudeln, Hirsenudeln, Soja-und Roggennudeln oder chinesische Reisnudeln. Reformhäuser, Naturkostläden und Diätabteilungen in Supermärkten bieten mittlerweile ein großes Sortiment an glutenfreien Teigwaren, Broten, Kuchen und Gebäck an.

Obst und Gemüse

Bevorzugen Sie bei Obst und Gemüse frische Ware der Region und gemäß der Jahreszeit. Das schont auch den Geldbeutel. Obst und Gemüse sind am wertvollsten, wenn sie frisch und roh gegessen werden, denn so enthalten sie viele Vitamine, Mineralstoffe, Spurenelemente und Enzyme. Wie schon beim Getreide erwähnt, kann aber auch der Verzehr von Obst und Gemüse in seiner natürlichsten, rohen Form zu allergischen Symptomen führen, wohingegen gedünstetes gut vertragen wird.

Frisches, roh genossenes Obst ist besonders nährstoffreich

Bevorzugen Sie außerdem Freilandware, da Obst und Gemüse aus Gewächshäusern meist hoch mit Nitrat belastet ist, weniger Mineralstoffe, Vitamine und Spurenelemente enthält und natürlich auch nicht so aromatisch schmeckt. Am vorteilhaftesten ist Obst und Gemüse aus dem eigenen Garten und Ware aus kontrolliert biologischem Anbau.

Obst und Gemüse aus kontrolliert biologischem Anbau sieht manchmal weniger appetitlich aus. Lassen Sie sich aber davon nicht abschrecken, die innere Qualität überzeugt. Außerdem vermeiden Sie dadurch eine eventuelle Reaktion auf chemische Spritzmittel. Obst enthält Vitamine (besonders viel Provitamin A und Vitamin C), die die Widerstandskraft des Körpers stärken, Mineralien als Aufbaustoffe und Fruchtsäuren, die den Appetit und die Verdauung anregen.

Möglichst biologisch angebaute Lebensmittel wählen

Nun zum Eingemachten: Gemüsekonserven sind hitzesterilisiert und enthalten sehr viel Kochsalz. Außerdem werden u. a. Zucker, Zitronensäure und Geschmacksverstärker zugesetzt. Durch die Hitzebehandlung werden auch viele Vitamine zerstört. Obstkonserven sind ebenfalls hitzesterilisiert (die Verluste an Vitaminen und Mineralstoffen können bis zu 50 % betragen). Solche Konserven enthalten zudem Zucker, Ascorbin- und Zitronensäure gegen das Braunwerden, und Konserven mit roten Früchten werden auch Farbstoffe zugesetzt. Aus all diesen Gründen sind Konserven für Allergiker weniger geeignet.

Konserven enthalten viele potentielle Allergene

Bei Tiefkühlgemüse ist der Verlust an Mineralstoffen und Vitaminen relativ gering. Es eignen sich jedoch nicht alle Gemüsesorten zum Einfrieren. Achten Sie auch auf eventuelle Zusätze, oder erkundigen Sie sich beim Hersteller diesbezüglich. Bei Tiefkühlobst muß beachtet werden, daß es fast immer Zucker, Zitronensäure oder Ascorbinsäure enthält.

Bei Tiefkühlware die Zutatenliste beachten

43

Kreuzreaktionen mit Lebensmitteln aus der gleichen Familie berücksichtigen

Trockenobst wird durch den Wasserentzug zu einem Mineralstoffkonzentrat mit einem hohen Anteil an fruchteigenem Zucker. Beim Trocknen der Früchte bleiben auch die Vitamine weitgehend erhalten, bis auf das wasserlösliche Vitamin C. Bevorzugen Sie unbedingt ungeschwefelte Früchte. Trockenpflaumen und Feigen dürfen außerdem mit dem Konservierungsstoff Sorbinsäure behandelt werden.

Bei Allergien gegenüber bestimmten Obst- und Gemüsesorten sollte man auf mögliche Kreuzreaktionen achten, das heißt, daß ebenfalls Allergien gegenüber Sorten auftreten können, die zu derselben Pflanzenfamilie gehören. Beispielsweise gehören Tomaten zu den Nachtschattengewächsen ebenso wie Kartoffeln, Auberginen und Paprika. Äpfel gehören zur Familie der Rosengewächse ebenso wie Aprikosen, Birnen, Himbeeren, Kirschen, Mandeln, Pfirsiche und Zwetschgen. Traditionelle Apfelsorten, wie z. B. der Boskop, enthalten weniger Allergene als neuere Apfelsorten.

Weiterhin sollten nicht zu viele exotische Früchte verzehrt werden, da man dadurch auf Dauer immer wieder mit neuen möglichen Allergenen konfrontiert wird, durch die wieder neue Allergien ausgelöst werden können. Es wird aber auch oftmals gerade gegenüber häufig verzehrten Lebensmitteln eine Allergie entwickelt.

Welches Obst und Gemüse verträglich ist, muß individuell ausgetestet werden (siehe auch Seite 32).

Häufig verträgliche Gemüse- und Obstsorten
Champignons, Brokkoli, Zucchini, Gurken, Feldsalat, Avocado, Fenchel, Auberginen, Kichererbsen, Honigmelonen, süße Äpfel, Birnen, Bananen, frische Feigen

Häufig unverträgliche Gemüse- und Obstsorten
Sellerie, Hülsenfrüchte, Kohl, Möhren, Tomaten, saure Äpfel, Zitrusfrüchte, Weintrauben, Erdbeeren

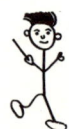

Nicht nur die Gemüsesorte, sondern auch die Art von Anbau und Weiterverarbeitung sollte beachtet werden

Empfehlenswert	Nicht empfehlenswert
Obst und Gemüse der Saison und der Region, aus Freilandanbau oder eventuell aus dem eigenen Garten	Konserven
	viele verschiedene exotische Obst- und Gemüsesorten
biologischer Anbau	
gedünstetes Gemüse	
Tiefkühlgemüse und -obst ohne Zusätze dem eingemachten vorziehen	
mögliche Kreuzreaktionen berücksichtigen	

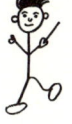

Fleisch und Fisch

Früher galt Fleisch als ein Festtagsessen, heute gehört es oft zum täglichen Speiseplan. Fleisch ist sicher ein guter Eiweiß- und auch Eisenlieferant. Es enthält daneben aber auch Inhaltsstoffe wie säurebildende Purine, gesättigte Fettsäuren und Cholesterin, die ein erhöhtes Risiko für ernährungsbedingte Krankheiten mit sich bringen (Gichterkrankungen, Steinbildungen, Herz-Kreislauferkrankungen, Arteriosklerose).

Weiterhin werden in der heutigen Massentierhaltung Substanzen verwendet, die seit langem schon für Skandale sorgen, wie künstliche Hormone, Antibiotika und andere Medikamente.

Neurodermitiker sollten bei Fleisch erst einmal vorsichtig sein. Der Bedarf des Körpers an Eiweiß kann problemlos mit einer vernünftigen fleischarmen (dann aber aus artgerechter Tierhaltung) oder fleischlosen Ernährung gedeckt werden.

Gut vertragen wird häufig Lammfleisch, das zudem auch noch einen geringen Fettanteil besitzt und relativ schadstoffarm ist. Auch Rindfleisch kann ausprobiert werden, ist aber

In der Massentierhaltung verwendete Substanzen können bedenklich sein

**Schweine-
fleisch enthält
das allergie-
auslösende
Hormon
Histamin**

aufgrund der BSE-Risiken nicht ganz unbedenklich. Schweinefleisch sollte strikt gemieden werden. Es hat aufgrund seines Histamingehaltes eine Juckreiz erzeugende Wirkung. Bei Wurstwaren ist ebenfalls Vorsicht geboten. Sie enthalten zu viele Zusätze wie Antioxidantien, Emulgatoren, Konservierungsstoffe und Weichhaltemittel. Zu beachten ist auch, daß häufig bei einer Eiallergie auch eine Allergie auf Hühnerfleisch besteht oder bei Kuhmilchunverträglichkeit auch Kalb- und Rindfleisch nicht vertragen wird (Kreuzallergie).

Verträglichere Fleischsorten	weniger verträgliche Fleischsorten	
Lammfleisch	Schweinefleisch	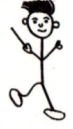
eventuell Rindfleisch	Wurstwaren	
	bei Eiallergie: Hühnerfleisch	
	bei Milchallergie: Kalb- und Rindfleisch	

Bei einer Fischallergie sind Fleisch und Eier ebenfalls mit Vorsicht zu genießen, da zur Fütterung von Schweinen und Geflügel häufig Fischmehl eingesetzt wird.

Verträglichere Fischsorten	Weniger verträgliche Fischsorten	
Wildlachs	Salzwasserfische wie Dorsch, Seelachs, Rotbarsch, Scholle, Heilbutt, Sprotte und Hering, Schalen und Krustentiere wie Garnelen, Shrimps, Muscheln oder Krebse	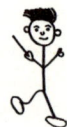

Nicht nur tierische Produkte liefern viel Eiweiß und Eisen.
Dazu einige Beispiele:

Eiweißreiche Lebensmittel (Angaben in g Eiweiß /100 g)	
Sojabohnen	33,7
Leinsamen	24,0
Sonnenblumenkerne	22,5
Hart- und Schnittkäse	21 – 35
Kichererbsen	17,7
Sesam	20,0
Lachs	19,9
Mandeln	19,0
Rindfleisch	18 – 22
Cashewnüsse	17,2
Hafer	12,6
Lammfleisch	12 – 20
Grünkern	11,6
Weizen	11,4
Hirse	10,6

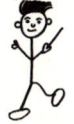

Eiweiß: Empfehlenswerte Höhe der täglichen Zufuhr		
Säuglinge	0 – 3 Monate	2,2 g/kg KG
	4 – 12 Monate	1,6 g/kg KG
Kinder	1 – 3 Jahre	1,2 g/kg KG
	4 – 14 Jahre	1,0 g/kg KG
Jugendliche/Erw.	15 – 64 Jahre	60 g (m)/48 g (w)
	> 65 Jahre	55 g (m)/47 g (w)
Schwangere		+ 30 g
Stillende		+ 20 g
(KG = Körpergewicht; m = männlich, w = weiblich)		

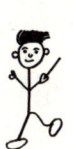

Eisenreiche Lebensmittel (Angaben in mg Eisen /100 g)
Sesam	10,0
Hirse	9,0
rohes Sauerkraut	8,5
Kichererbsen	6,9
Sojabohnen	6,6
Sonnenblumenkerne	6,3
Petersilie	6,0
Knäckebrot	5,0
Haferflocken (Vollkorn)	4,6
getrocknete Aprikosen	4,4
Mandeln	4,1
Roggenvollkornmehl	4,0
Getrocknete Feigen	3,2
Schwarzwurzeln	2,9
gekochter Spinat	2,2

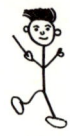

Eisen: Empfehlenswerte Höhe der täglichen Zufuhr (in mg)
Säuglinge	0 – 12 Monate	6 – 8
Kinder	1– 6 Jahre	8
	7 – 9 Jahre	10
	10 – 18 Jahre	12 (m) /15 (w)
Erwachsene	19 – 50 Jahre	10 (m)/15 (w)
	51 – 65 Jahre	10
	> 65 Jahre	10
Schwangere		30
Stillende		20

(m = männlich, w = weiblich)

Alle Tabellen zusammengestellt aus: *Die große GU Nährwert-Tabelle* (Gräfe und Unzer, München 1998/99)

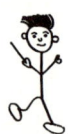

Eier, Binde- und Geliermittel

Eidotter ist besser verträglich als Eiklar Eier sind ebenso wie Milch ein häufiges und starkes Allergen. Unterschieden werden muß aber zwischen Eidotter und Eiklar. Das Eidotter wird oft besser vertragen als das Eiklar. Kochen und Backen ohne Eier ist zunächst schwer vorstellbar: Wie bereitet man z. B. Pfannkuchen ohne Eier zu, eine Quiche, Waffeln, Kuchen usw.?

Es gibt viele Möglichkeiten Eier zu ersetzen
* **Ei-Ersatzpulver** aus dem Reformhaus
* Je 1 EL **Sojamehl** mit 2 EL Wasser angerührt ersetzt ein Ei.
* Mit **Mineralwasser** können Waffeln und auch Pfannkuchen ohne Ei zubereitet werden.
* **Weinsteinbackpulver** enthält einen Säureträger, der frei von Phosphaten ist. Lockert beim Backen auf.
* **Bananen** binden beim Backen und machen den Teig leichter.

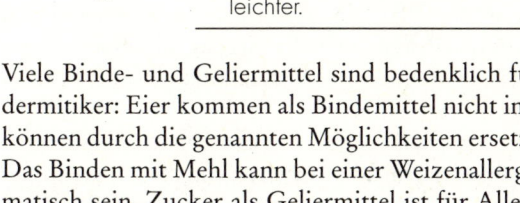

Viele Binde- und Geliermittel sind bedenklich für Neurodermitiker: Eier kommen als Bindemittel nicht in Frage; sie können durch die genannten Möglichkeiten ersetzt werden. Das Binden mit Mehl kann bei einer Weizenallergie problematisch sein, Zucker als Geliermittel ist für Allergiker ungeeignet, und auf Gelatine sollte aufgrund der BSE-Gefahr nicht nur aus Allergiegründen verzichtet werden. Aber es gibt auch hier verschiedene Ausweichmöglichkeiten.

Es gibt viele verträgliche Binde- und Geliermittel

Binde- und Geliermittel
* **Agar Agar** als Gelatineersatz. Verwendung für Fruchtaufstriche, Cremes, Fruchtpuddings, Tortenguß und pikante Pasteten. Mit Agar Agar zubereitete Speisen werden erst beim Abkühlen fest. Dadurch ist es zum Binden heißer Suppen oder Soßen nicht geeignet.
  Für 500 ml Flüssigkeit ca. 1 gestrichenen TL (Packungsangaben beachten). Agar Agar einfach in die zu gelierende Flüssigkeit einrühren. Die Flüssigkeit, z. B. Obstsaft für Tortenguß, ca. 2 Minuten kochen. Nach kurzem Abkühlen – dabei wird das Produkt fest – wie gewünscht weiterarbeiten.
* Relativ neu ist Tortenguß auf **Maisstärke**-Basis.
* **Pfeilwurzelstärke** (Arrowroot), ein rein pflanzliches Stärkemehl, ist ein gutes Bindemittel für Soßen, Suppen, Gelees und Gebäck, das in kaltem Wasser löslich ist. 1 – 2 TL sind für 100 ml Flüssigkeit ausreichend.

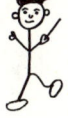

* **Pektin**, Geliermittel aus Obst. Geeignet für die Herstellung von Marmeladen statt Gelierzucker.
* **Tapioka** (aus der Tapiokawurzel) ist als Sago zu kaufen oder kann auch zu Mehl verarbeitet werden.
* Auch **Reismehl**, **Kartoffel-** und **Maisstärke** sind gute Bindemittel.

Fette und Öle

Fette gehören wie Eiweiße und Kohlenhydrate zu den Grundbausteinen unserer Ernährung. Man unterscheidet tierische und pflanzliche Fette und Öle. Pflanzliche Fette und Öle werden aus ölreichen Früchten und Samen gewonnen. Dazu gehören Palmfrüchte (Palmöl und Palmkernöl), Oliven, Sojabohnen, Erdnüsse, Haselnüsse, Mohn, Sonnenblumenkerne, aber auch Kürbis, Walnuß, Lein und Sesam.

Viele pflanzliche Fette werden besser vertragen als tierische

Zu den tierischen Fetten gehören Butter, Butterschmalz, Schweine- und Gänseschmalz, Rindertalg, Geflügelfett und Seetieröle (Fischöle), die aus Walen, Robben und Fischen gewonnen werden.

Ein wichtiges Qualitätsmerkmal ist der Gehalt an gesättigten Fettsäuren einerseits und der Anteil essentieller ungesättigter Fettsäuren andererseits. Für einen gut funktionierenden Stoffwechsel ist die Zufuhr von genügend ungesättigten Fettsäuren besonders wichtig. Da der Körper die essentiellen ungesättigten Fettsäuren nicht selbst synthetisieren kann, müssen sie mit der Nahrung aufgenommen werden. Öle und Fette tierischer Herkunft, mit Ausnahme der Fischöle, enthalten meist höhere Anteile gesättigter Fettsäuren, während bei den hochwertigen pflanzlichen Ölen der Anteil an ungesättigten Fettsäuren vorherrscht.

Fette mit einem hohen Anteil an ungesättigten Fettsäuren bevorzugen

Pflanzliche Fette wie Kokosfett, Palmkernfett, Palmöl und Kakaobutter, die häufig in den gebräuchlichen Fertigprodukten Verwendung finden, enthalten einen höheren Anteil an gesättigten Fettsäuren.

Fette mit einem hohen Eiweißanteil und solche aus häufig allergenen Ausgangssubstanzen wie Nüssen oder tierischen Lebensmitteln werden oft nicht vertragen.

Häufig verträgliche Fette und Öle	Häufig unverträgliche Fette und Öle
Sonnenblumenöl, Lein- und Distelöl, Sauerrahmbutter, milchfreie Margarine, Butterschmalz, ungehärtetes Kokosfett	Nußöle wie Walnuß- und Haselnußöl, Mohnöl, mildgesäuerte Butter, alle raffinierten Fette, Schweine- und Gänseschmalz, Rindertalg, Geflügelfett und Fischöle

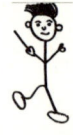

Hochwertige Öle zeichnen sich dadurch aus, daß sie kaltge-
preßt sind. Nur dadurch bleiben die so geschätzten ungesättigten Fettsäuren in ihrem Wert unbeeinträchtigt. Kaltgepreßte Öle sollten zum Anrichten von Salaten Verwendung
finden und nicht zum Braten, da dadurch wertvolle Vitamine verloren gehen und die ungesättigten Fettsäuren teilwei-
se zerstört werden.

Kaltgepreßte Öle nicht zum Braten verwenden

Bei Butter liegt der Fettgehalt zwischen 80 und 85 %, der
Wasseranteil liegt bei ca. 15 %, der Eiweißanteil ist sehr gering. Zudem wird bei Sauerrahmbutter der Milchzucker teil-
weise zu Milchsäure umgewandelt, wodurch sie bekömmli-
cher und verträglicher ist.

Probieren Sie auch mal Butterschmalz aus. Es besteht zu
99 % aus Fett und ist oft verträglich.

Wenn Margarine bevorzugt wird, dann nur 100 % reine
Pflanzenmargarine, die frei von künstlichen Farb- und Aro-
mastoffen ist. Gerade bei Margarine gibt es eine Fülle von
unterschiedlichen Zusammensetzungen. Sie enthalten neben
Milcheiweiß und Molkepulver auch gehärtete Fette (beim
Härten wird übrigens Nickel als Katalysator verwendet, der
bei manchen Margarinesorten als Rückstand im Endprodukt
verbleibt) sowie Emulgatoren, Farb- und Aromastoffe. Auch
wird der Margarine oft Zitronensäure zugesetzt, auf die ebenfalls allergische Reaktionen auftreten können.

Vorsicht bei Margarine, sie kann Milchbestandteile enthalten!

Gewürze und Kräuter

Gewürze wirken vor allem durch ihren Gehalt an ätherischen Ölen, die scharf, aromatisch oder bitter schmecken.
Sie stammen aus Früchten und Samen, aus Rinden, Wurzeln,
Zwiebeln oder Blättern. Gewürze erfüllen wichtige Aufga-
ben im Organismus. Sie regen den Appetit an, fördern die
Verdauung und haben aufgrund ihres Gehalts an ätherischen
Ölen zudem auch noch heilende Wirkung. Bei Gewürzen
sollte man jedoch vorsichtig sein. Viele werden häufig nicht
vertragen.

Ätherische Öle können Unverträglichkeitsreaktionen auslösen

51

Häufig verträgliche Gewürze	Oft unverträgliche Gewürze
Frisches Basilikum, Rosmarin, Thymian, Oregano, Liebstök-kel, Salbei, Dill, glatte Petersilie (sie wird besser als krause vertragen und ist zudem auch viel würziger) Essige: Reisessig, Obstessig, Essigessenz	Sellerie, Pfeffer, Paprika, Nelken, Zimt, Kümmel, Knoblauch, Schnittlauch, krause Petersilie

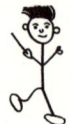

Gewürzkräuter kann man auch ausgezeichnet im eigenen Garten ziehen. Oder legen Sie sich einen kleinen Kräutergarten an, der durchaus seinen Platz auf der Fensterbank finden kann.

Versuchen Sie auch, den Salzkonsum einzuschränken. Für viele Menschen ist der salzige Geschmack zur Gewohnheit und Salz zum hauptsächlichen Würzmittel geworden. Zu viel Salz ist ungesund und überdeckt den Eigengeschmack der Speisen; verwendete Kräuter und Gewürze können ihren Duft und ihr Aroma nicht voll entfalten. Wenn Salz, dann Meersalz. Es ist mineralstoffreicher und enthält keine Rieselhilfen und Bleichmittel.

Meersalz ist mineralstoffreich und meist frei von Zusätzen

Bei Gemüsebrühextrakten gibt es ein umfangreiches Sortiment. Wählen Sie zunächst ein Produkt ohne Sellerie und Hefezusatz, da es bei Sellerie und Hefe häufig zu allergischen Reaktionen kommt. Auf der sicheren Seite sind Sie, wenn Sie übriggebliebenes Gemüsewasser vom Kochen auffangen und portionsweise einfrieren.

Bei Essig haben sich Reisessig, Essigessenz und Obstessig bewährt.

Nüsse und Samen

Nahrungs-mittelunver-träglichkeiten bestehen häufig gegen Nüsse

Nüsse gehören verschiedenen Pflanzenfamilien an. Die Haselnuß beispielsweise gehört zur Familie der Birkengewächse. Besteht eine Haselnußallergie, so kommt es häufig auch zu einer Allergie gegenüber den entsprechenden Baumpollen. Walnuß und Paranuß gehören wiederum zu verschiedenen Pflanzenfamilien. Kreuzallergien sind daher nicht von

vornherein vorhanden. Allgemein sollte man bei Nüssen und
Samen jedoch erst einmal vorsichtig sein.

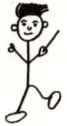

Häufig verträgliche Samen und Nüsse	Häufig unverträgliche Samen und Nüsse
Mandeln, Pinienkerne, Pistazien, Cashewkerne, Sonnenblumenkerne, Leinsamen	Walnüsse, Haselnüsse, Erdnüsse, Paranüsse, Mohnsamen

Zusatzstoffe in Lebensmitteln

Besonders für Allergiker ist es bedeutsam, alle Inhaltsstoffe
der Nahrung genau zu kennen. Bei Fertigprodukten ist das
jedoch gar nicht so einfach, da es im deutschen Lebensmit-
telgesetz eine 25 % Klausel gibt. Sie besagt, daß Bestandteile, die selbst aus mehreren Inhaltsstoffen bestehen und weniger als 25 % des Gesamtinhalts betragen, vom Hersteller
nicht genauer deklariert werden müssen. So können z. B.
Früchte für einen Joghurt Konservierungsstoffe enthalten,
die später auf dem Endprodukt Fruchtjoghurt nicht mehr
angeführt werden müssen. Bei Zusätzen unter 5 % des Gesamtinhalts besteht überhaupt keine Kennzeichnungspflicht.
Fertigprodukte enthalten eine Vielzahl an Zusatzstoffen.
Unter Zusatzstoffen sind zu verstehen: Farb- und Aromastoffe, Konservierungsmittel, Geschmacksverstärker, Süß-
stoffe, Zuckeraustauschstoffe, Oberflächenbehandlungstoffe,
Emulgatoren, Schaumstabilisatoren, Verdickungs- und Geliermittel usw. Grundsätzlich sollte man bei einer gesunden
Ernährung künstliche Zusatzstoffe vermeiden. In der heutigen Zeit ist die Belastung unseres Organismus mit uner-
wünschten Fremdstoffen ohnehin schon hoch genug. Die
Schädlichkeit der Zusatzstoffe ist natürlich von der individuellen Konstitution abhängig, aber gerade Allergiker reagieren oft sehr sensibel. Erwähnenswert erscheint mir die
Tatsache, daß es gerade bei Zulassungen von Medikamenten
und Zusatzstoffen in Lebensmitteln immer wieder aufgrund
neuer wissenschaftlicher Erkenntnisse und Erfahrungen zur
Widerrufung von Zulassungen kommt, da die Risiken in kei-
nem vertretbaren Verhältnis zum Nutzen stehen. Außerdem

**Bei Fertig-
produkten
müssen
nicht alle
Inhaltsstoffe
deklariert
werden**

**Fertig-
produkte
möglichst
meiden**

sind viele Zusatzstoffe toxikologisch noch ungenügend untersucht, und auch wenn eine unbedenkliche Einstufung eines einzelnen Zusatzstoffes vorliegt, kann das Zusammenwirken verschiedener chemischer Substanzen Reaktionen im Körper auslösen, die als sogenannte Komplexreaktionen nicht mehr zu kontrollieren sind.

Weiterhin werden bestimmte chemische Zusätze vom Körper nur langsam ausgeschieden. Es kann somit bei häufigem Verzehr zu einer Anhäufung dieser Stoffe kommen.

Die meisten Zusatzstoffe sind in Fertigprodukten enthalten. Aus diesem Grund sollten nur Grundnahrungsmittel Verwendung finden und diese selbst zubereitet werden. Das ist aber nicht immer ganz einfach, besonders wenn man berufstätig ist. Frisch zubereitete Gerichte bedeuten nicht nur einen größeren Zeitaufwand beim Einkaufen, denn frisches Gemüse kann man nicht auf Vorrat kaufen, sie sind oft auch zeitaufwendiger in der Zubereitung. Wenn aus diesem Grund auf konserviertes Gemüse zurückgegriffen wird, ist Tiefgefrorenes dem Eingemachten vorzuziehen. Studieren Sie aber auch hier genau die Zutatenlisten, oder erkundigen Sie sich gegebenenfalls beim Hersteller nach eventuellen Zusätzen.

Tiefgefrorenes hat weniger unverträgliche Zusätze als Eingemachtes

Zusatzstoffe werden mit sogenannten E-Nummern verschlüsselt. Listen über diese E-Nummern sind über die örtlichen Verbraucherberatungsstellen zu beziehen oder können beim AgV-Broschürendienst bestellt werden (Adresse siehe Anhang Seite 183). Die jüngste Ausgabe mit dem Titel »Was bedeuten die E-Nummern« bewertet übersichtlich alle europaweit zugelassenen Stoffe, und das sind in der EU stolze 297. Zusatzstoffe, die bereits gentechnisch hergestellt sein können, sind mit einem Hinweis versehen.

Lecithin kann aus Hühnerei gewonnen sein

Vorsichtig sollte man z. B. beim Lecithin (E 322) sein. Nur wenn ausdrücklich in der Zutatenlisten »Pflanzenlecithin« aufgeführt ist, handelt es sich garantiert nicht um ein Hühnereiprodukt. Lecithin kann, muß aber nicht aus Hühnerei gewonnen werden. Auf dem Etikett steht meistens nur der Hinweis »Lecithin«, die Herkunft aus der Sojabohne ist nicht deklarationspflichtig. Neben Eigelb enthalten kaltgepreßte Pflanzenöle, Gemüse und Haferflocken Lecithin.

54

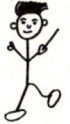

Als riskant, verdächtig oder allergieauslösend eingestufte
Zusatzstoffe:
E 102, E 104, E 110, E 122, E 123, E 124, E 127, E 131,
E 132, E 142, E 151, E 161g, E 180, E 210 – 213, E 214
– 219, E 220 – 227, E 230 – 233, E 236 – 238, E 250 –
252, E 280 – 283, E 310 – 312, E 320, E 321, E 322,
E 338 – 343, E 407, E 450a – 450c, E 535, E 536,
E 620 – 625, E 627, E 628, E 925, E 926

Säure- und basenbildende Lebensmittel

In einem gesunden Organismus sind Säuren und Basen im
Gleichgewicht. Bemessungsgrundlage ist der pH-Wert. Von
Säuren spricht man, wenn dieser Wert zwischen 1 und 7,
von Basen, wenn er zwischen 7 und 14 liegt. Der pH-Wert 7
zeigt eine neutrale Lösung an. Bei einer einseitigen Ernährung oder bei der heutigen Zivilisationskost überwiegen die
Säurebildner, das heißt das sensible Gleichgewicht ist gestört.
Der Körper verfügt zwar über Regulationsmechanismen, um
diesen Säureüberschuß auszugleichen, jedoch erschöpfen sich
mit der Zeit die Ausgleichsmöglichkeiten, wenn permanent
Säurebildner mit der Nahrung aufgenommen werden.

Folge der Übersäuerung des Blutes können sein: Gicht, **Eine gesunde**
Rheuma, Nieren- und Gallensteine, verschiedene Stoffwech- **Ernährung**
selerkrankungen, Hautveränderungen und auch eine Schwä- **ist basen-**
chung des Immunsystems. Eine gesunde Nahrung muß eher **überschüssig**
basenüberschüssig sein. Säure kann durch basenbildende
Kost neutralisiert werden.

Basenbildende Lebensmittel	Säurebildende Lebensmittel
Obst- und Gemüsesäfte, Spinat, Möhren, Blumenkohl, Tomaten, Kopfsalat, Zwiebeln, Knoblauch, Kartoffeln, Orangen, Aprikosen, Bananen, Pfirsiche, Trauben, Äpfel, Erdbeeren, Ananas, Milch, Joghurt, Sahne, Gewürzkräuter, getrocknete Feigen, grüne Oliven, weiße Bohnen, Rosinen, Sojaprodukte, Hefe	Fisch, Fleisch, Innereien, Käse, Eier, Quark, Linsen, Weißmehl und -produkte, Zwieback, polierter Reis, alkoholische Getränke, Kakao, Schwarztee, Margarine, Rosenkohl, Artischocken, Zucker, zuckerhaltige Getränke, Bohnenkaffee

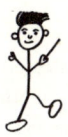

Ernährung im Alltag

Wenn allergische Reaktionen nahrungsmittelbedingt sind – und das ist sehr häufig der Fall – und bestimmte Nahrungsmittel gemieden werden müssen, wird offensichtlich, welch große Rolle das Essen in unserer Gesellschaft spielt. Zuhause ist ein individueller Ernährungsplan relativ leicht durchzuführen, aber sobald man unterwegs ist, wird man – und insbesondere die Kinder – in den unterschiedlichsten Bereichen mit Ernährung konfrontiert: Ob es der Zirkusbesuch mit der obligatorischen Zuckerwatte ist, der Kinobesuch mit Eis und Popcorn, der Zoobesuch mit seinen zahlreichen Kiosken, die Kirmes oder der Weihnachtsmarkt mit kandierten Nüssen, Paradiesäpfeln und Mutzenmandeln, Kindergeburtstage oder Kinderfeste in Kindergarten und Schule. Wie man sieht, gibt es sehr viele Berührungs- und gleichzeitig auch Verzichtsmomente im Alltag eines neurodermitiskranken Kindes.

Außer Haus kann die Ernährung zum Problem werden

Versuchen Sie, sich in den Situationen, in denen Sie Einfluß ausüben können, zu engagieren. Je kleiner die Kinder sind, desto schwieriger ist es für sie zu begreifen, warum sie bestimmte Lebensmittel nicht essen dürfen. Und auch wenn sie es begreifen, so möchte man ihnen ihre Kindheit so kindgerecht wie möglich gestalten. Natürlich ist es einfacher, das Popcorn im Kinofoyer zu kaufen, als das selbstproduzierte mitzunehmen, oder sich im Zoo im Restaurant oder am Kiosk etwas zu kaufen, als zu Hause einen Picknickkorb zu packen. Die Mühe lohnt sich aber, und Sie werden überrascht sein, wie begeistert Ihre Kinder über ein Picknick im Zoo in der Nähe ihrer Lieblingstiere sind.

Im folgenden wird auf alltägliche Situationen, vom Säuglings- bis zum Schulalter, näher eingegangen.

Stillzeit und Abstillzeit

Allgemein bekannt ist mittlerweile, daß das ausschließliche Stillen in den ersten vier bis sechs Monaten der beste Weg ist, um Allergien vorzubeugen, da die Muttermilch von Natur aus die optimale Zusammensetzung hat und Schutzfaktoren gegen Allergien enthält. Die Vormilch (das Kolostrum, das ist die Muttermilch der ersten Tage nach der Entbindung), enthält besonders viele Antikörper. Damit liefert die Muttermilch zum einen Abwehrstoffe für Erkrankungen, die die Mutter selbst durchgemacht hat, zum anderen fördert sie die Entwicklung einer gesunden Darmflora, die das Wachstum von eindringenden Krankheitserregern verhindern.

Stillen ist der beste Schutz vor Allergien

Besonders wichtig ist das ausschließliche Stillen, wenn bereits Allergien in der Familie bekannt sind, da hierdurch unerwünschte Reaktionen der Immunabwehr gegen körperfremde Eiweiße, wie z. B. in der Kuhmilch, verhindert werden. Die Zusammensetzung der Muttermilch ist wie kein anderes Lebensmittel genau auf die Bedürfnisse des Babys zugeschnitten und so ausgewogen, daß der junge Stoffwechsel nicht überlastet wird. Da der Magen-Darm-Trakt von Säuglingen noch nicht ganz ausgereift ist und damit eine erhöhte Durchlässigkeit für Fremdeiweiße vorliegt, kann es leicht zu allergischen Reaktionen gegenüber diesen Bestandteilen kommen.

Der Darm des Säuglings ist besonders durchlässig für Allergene

Wenn anfänglich beim Stillen Probleme auftreten oder volles Stillen nicht ausreichend lange möglich erscheint, geben Sie nicht gleich auf! Stillprobleme sind keine Seltenheit, und Sie finden Rat und tatkräftige Unterstützung bei Hebammen, Still- und Laktationsberaterinnen (Adressen von Organisationen im Anhang Seite 183). Fast überall werden mittlerweile auch Stillabende angeboten. Erkundigen Sie sich bei Ihrem Gynäkologen oder im Krankenhaus.

Während des Stillens kann es bei Säuglingen aber trotzdem zu allergischen Reaktionen kommen, in Form von Milchschorf, Ekzemen u. a. im Wangen- und Halsbereich, Arm und Kniebeugen. Aus eigener Erfahrung, die mir von anderen betroffenen Müttern bestätigt wird, weiß ich, daß durch eine Ernährungsumstellung der stillenden Mutter eine Besserung erreicht wird. Auch hier sind die häufigsten Auslöser die schon genannten Allergene Kuhmilch und deren Produkte wie Käse, Joghurt und Quark sowie Eier, Zucker, Nüsse, Zitrusfrüchte, Weizen und Schweinefleisch. Milch-

Auch die stillende Mutter sollte sich möglichst allergenarm ernähren

produkte von Schaf und Ziege werden oft besser vertragen. Es gibt so viele verschiedene Nahrungsmittelunverträglichkeiten, daß eine allgemeingültige Diätempfehlung nicht gegeben werden kann. Das heißt für jeden individuell: Ausprobieren und beobachten!

Wenn die Mutter nicht (mehr) stillen kann oder will, wird bei Kindern aus Allergikerfamilien empfohlen, hypoallergene Säuglingsnahrung (siehe auch Kasten) zu füttern. Bei erblich belasteten Kindern soll dies helfen, die Entwicklung einer Allergie gegen Kuhmilch zu verhindern oder zumindest herauszuzögern. Besteht bereits eine Allergie gegen Kuhmilcheiweiß, sollten dagegen hochgradig hydrolysierte Produkte verwendet werden. Sie sind im Gegensatz zu den hypoallergenen Säuglingsnahrungen allergenfrei. Auch Ziegenmilch wird häufig vertragen.

Spezialnahrungen auf Sojabasis, die mit Calcium angereichert sind, (erhältlich im Reformhaus, im Naturkostladen und in

---

Hypoallergene Säuglingsnahrung

Als Alternative zu kuhmilcheiweißhaltigen Säuglingsnahrungen werden **Proteinhydrolysatnahrungen** angeboten. Bei diesen wird das Molkeneiweiß mit Hilfe von Enzymen in kleine Eiweißbausteine zerlegt – ein Vorgang, wie er auch im Magen-Darm-Trakt des Menschen abläuft. Diese Veränderung des Gesamteiweißes soll dazu führen, daß das Immunsystem das Eiweiß nicht mehr als »Fremdkörper« erkennt und es somit zu keiner Überempfindlichkeitsreaktion kommt. Der Wert des Eiweißes für die menschliche Ernährung bleibt dabei unverändert.

Je nach Spaltungsgrad werden zwei Arten von Ersatznahrung angeboten:

Bei **hochgradig gespaltenen Proteinhydrolysaten** ist das Eiweiß so stark verändert, daß es auch für Säuglinge mit Kuhmilcheiweiß-Allergie geeignet ist. Da die Eiweißbruchstücke jedoch sehr bitter schmecken, kann eine Gewöhnungsphase nötig sein.

Hypoallergene Säuglingsnahrung ist dagegen nicht allergenfrei, sondern nur allergenreduziert. Das Kuhmilcheiweiß ist weniger stark gespalten; daher kann eine allergische Reaktion nicht ausgeschlossen werden. Bei einer bekannten Kuhmilchallergie sollte daher ein hochgradig hydrolysiertes Produkt oder Ziegen- bzw. Schafsmilch gefüttert werden.

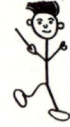

manchen Supermärkten) können ausprobiert werden. Allerdings reagieren Säuglinge, die kein Kuhmilcheiweiß vertragen, häufig nach einiger Zeit auch allergisch auf Sojaeiweiß. Um eine zusätzliche Sensibilisierung gegen Sojaeiweiß zu vermeiden, sollten daher besser andere Milchersatznahrungen ausprobiert werden. Sojamilch und Sojadrinks, die nicht speziell für die Babyernährung aufbereitet sind, sind für Babys nicht geeignet. Ihre Zusammensetzung weicht zu sehr von der der Muttermilch ab, unter anderem enthält sie zu wenig Calcium. Auch Mandelmilch ist als dauerhafte Milchersatznahrung ungeeignet.

Wenn nicht gestillt wird, auf allergenreduzierte Milchersatznahrung ausweichen

Beikost

Wenn nun die Zeit des Abstillens gekommen ist, stellt sich natürlich die Frage: Was kann ich zufüttern? Wichtig hierbei ist natürlich, wann Sie abstillen bzw. ab welchem Monat Sie mit Beikost beginnen möchten. Wie anfangs schon erwähnt, ist sechsmonatiges volles Stillen natürlich am besten. Beikost vor dem fünften Lebensmonat sollte möglichst vermieden werden, da das Verdauungs- und Immunsystem des Babys noch nicht ausreichend entwickelt ist und somit ein höheres Allergierisiko besteht. Ebenfalls ist im ersten Lebensjahr eine kleine Auswahl von Lebensmitteln durchaus genügend. Je vielfältiger das Angebot ist, desto größer ist wieder das Allergierisiko.

Vermeiden Sie auch möglichst im ersten Lebensjahr naturbelassene Lebensmittel wie Rohgetreide bzw. Frischkornbreie, da der Magen-Darm-Trakt eines Säuglings dadurch überfordert wäre, was das Allergierisiko wiederum erheb-

Wenig Abwechslung in der Beikost reduziert die Gefahr der Allergieentwicklung

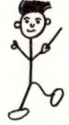

Folgende Zubereitungen sind für die Beikost empfehlenswert: Fenchel-Mus, Zucchini-Mus, Fenchel-Kartoffel-Mus (Zubereitung siehe Seite 72).
Für etwas ältere Kleinkinder: Kleine (milchfreie) **Brotstücke** mit **Bananenmus** oder **Mandelmus**.
Vorsichtig sollte man bei Möhren sein, die häufig als erste und fast tägliche Mahlzeit gefüttert werden und dann häufig allergen wirken.

lich vergrößert. Lassen Sie Ihr Kind auch den Eigengeschmack von Lebensmitteln kennenlernen, und würzen Sie nicht mit Salz und anderen Geschmacksverstärkern. Ebenso verhält es sich beim Süßen.

Wenn das Baby Durst hat

Für den Durst zwischendurch bieten sich an: **Stiefmütterchentee, Brombeer-** und **Himbeerblättertee** (siehe Seite 176) (Stiefmütterchenkraut, Brombeer- oder Himbeerblätter bekommt man in der Apotheke), stilles Mineralwasser.

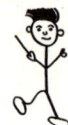

Auf in den Kindergarten

Ich kann mich noch gut daran erinnern, als das Kindergartenalter für meine Tochter Jana immer näher rückte und meine Bekannten sagten: »Warte erst mal ab, wenn Jana in den Kindergarten kommt, dann kannst Du Dein gesamtes Ernährungskonzept vergessen. Es werden dort Kindergeburtstage gefeiert mit Kuchen, Schokolade, Wackelpudding usw., Kinder tauschen untereinander ihre Brote und Süßigkeiten, auch wird mit den Kindern im Kindergarten Kuchen gebacken, den sie natürlich auch verputzen dürfen.« Als es dann soweit war, gab es kein Problem, das nicht gelöst werden konnte.

Wichtig ist ein klärendes Gespräch, das über vorhandene Allergien informiert. Jedes Kind reagiert unterschiedlich, und **Informieren** man kann von den Erzieherinnen nicht erwarten, sich mit **Sie den** dem vielschichtigen Thema Neurodermitis auseinanderzu-**Kindergarten** setzen, zudem es ja auch kein allgemeingültiges Konzept gibt. **über die** Ich selbst habe eine Liste von den Lebensmitteln gemacht, **Krankheit** die unbedingt gemieden werden müssen. Erzieherinnen und auch Eltern können sich jederzeit daran orientieren, ohne jedesmal Rücksprache zu halten. Durch die Weitergabe eigener erprobter Rezepte für das schwierige Unternehmen »Backen ohne Eier, Zucker und Milch« wird es weiter vereinfacht. Eltern und Erzieherinnen sind nämlich durchaus bereit mitzumachen, man muß ihnen nur sagen wie.

Versuchen Sie auch, sich kleine Vorräte anzuschaffen. Frieren Sie übriggebliebenen Kuchen ein oder haben Sie immer ein paar Leckereien im Schrank, denn manchmal kommt der Anlaß zum Feiern überraschend, und dann fehlt die Zeit noch einzukaufen oder zu backen. Oder es wird im Kindergarten Kuchen oder Eis ausgegeben, das Ihre Kinder nicht vertragen, in diesem Fall können Sie etwas Adäquates mitgeben. Nützlich ist es auch, im Kindergarten ein kleines Depot anzulegen.

Legen Sie im Kindergarten einen Vorrat an Leckereien an

An dieser Stelle möchte ich mich bei den Kindergärtnerinnen und auch bei vielen Eltern bedanken, die uns durch ihr Verständnis und ihr Engagement die Kindergartenzeit so unproblematisch erleben ließen.

Auf in die Schule

Für alle ABC-Schützen ist der erste Schultag natürlich etwas Besonderes. Traditionell bekommen die jungen Schulanfänger an diesem Tag eine Schultüte, die ihnen den Start in die Schule versüßen soll.

Was soll nun in die Schultüte?

Hier kann man seiner Phantasie freien Lauf lassen. Es gibt neben den geliebten Süßigkeiten auch noch eine ganze Menge anderer Dinge, die Kinderherzen höher schlagen lassen.

Ein klärendes Gespräch mit dem/r Klassenlehrer/in sollte ebenfalls geführt werden, denn je mehr Information Sie wei-

---

Einige Anregungen für die Schultüte:

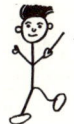

Malfarben, Springseil, Kinderlupe, Seifenblasen, Kassette mit Liedern oder Märchen, Eintrittskarten für einen Besuch in Zirkus, Zoo, Kino oder Eishalle, Kartenspiel, Geduldspiele, Kinderstempel, Ledermäppchen, Zettelkasten für den Schreibtisch, Notizbüchlein für die Telefonnummern der neuen Freunde, Legosteine, Mundharmonika, Kasperlefiguren, Bastelbögen. Leckereien dürfen aber auch nicht fehlen. Selbstgemachte Leckereien, die zudem noch lustig verpackt sind, bieten ebenfalls eine Alternative, so z. B. Studentenfutter aus kleingeschnittenen getrockneten Früchten (je nach Verträglichkeit), Sonnenblumen-, Kürbis- und Cashewkerne, geschälte Mandeln, Popcorn (Seite 63), Knusperschnitten (Seite 76) oder Carob-Knusperle (Seite 153).

Informieren Sie die Schule über Begleiterscheinungen

tergeben, um so einfacher ist es für Nichtbetroffene, mit der Situation umzugehen. Häufig ist noch nicht einmal die Frage geklärt, ob die Hauterscheinungen, die diese Erkrankung mit sich bringt, ansteckend sind oder nicht. Auch müssen eventuelle Gereiztheiten oder unkonzentriertes Arbeiten erklärt werden, denn schlaflose Nächte sind bei akuten Neurodermitisschüben keine Seltenheit.

Da immer mehr Schülerinnen und Schüler von Allergien betroffen sind, hat die Arbeitsgemeinschaft Allergiekrankes Kind (AAK) e. V. die Informationsbroschüre »Allergie und Berufswahl« erstellt (Bezugsquelle siehe Anhang Seite 183).

Der Kindergeburtstag

Der Kindergeburtstag ist für viele betroffene Eltern geradezu eine Herausforderung. Denn nichts ist angeblich beliebter als Pommes Frites, Hamburger, jede Menge Süßigkeiten, Schokoküsse & Co. Aber auch wenn man auf einige Zutaten verzichten muß, können trotzdem phantasievolle und schmackhafte Gerichte gezaubert werden, die allein schon durch ihre witzigen Garnituren »Eindruck machen«. Und

Verträgliche Leckereien kommen bei Kindern gut an

ich stelle immer wieder fest: Den Kindern schmeckt's hervorragend!

Je nach Verträglichkeit und Jahreszeit bieten sich unterschiedliche Möglichkeiten an.

Einige Anregungen für das verträgliche Geburtstagsmahl:
- **Obstsalat:** Obst je nach Verträglichkeit, Geschmack und Saison mit gehackten Mandeln, eventuell Rosinen und etwas Sahne oder Apfelsaft angemacht und in einer ausgehöhlten Wasser- oder Honigmelone serviert.
- **Obstspieße:** Große Obstplatte mit mundgerecht geschnittenen Stücken aus verträglichem Obst. Die Spieße können von jedem Kind individuell zusammengestellt werden.
- **Bratäpfel** (Rezept Seite 155)

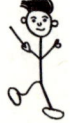

- **Honigkuchen:** Je 2 Scheiben Honigkuchen mit Sauerrahm-butter bestreichen, zusammenklappen und in kleine Würfel schneiden. Mit Fähnchen oder ähnlichem garnieren.
- **Waffeln** (Rezepte Seite 102), serviert mit Kirschkompott und Sahne, mit Birnen-Dattel-Kraut und Sahne oder mit Mango-sauce (Rezept Seite 93). Oder als Apfelwaffeln (Äpfel und Mandeln mit in den Teig geben und ausbacken.)
- **Popcorn:** Popcornmais in eine dünn mit Sonnenblumenöl ausgestrichene Pfanne geben. Unbedingt einen Deckel auflegen und während der gesamten Zubereitung nicht abnehmen!! Mittlere Temperatur einstellen.
- **Brezeln**
- **Pizza:** Hefeteig (Rezept Seite 158) und Tomatensauce (Rezept Seite 90) herstellen. Kinder können selbst je nach Geschmack mit bereitstehenden Zutaten belegen.
- **Rösti** (Rezept Seite 103) mit Rohkostplatte
- **Nudelauflauf** (Rezept Seite 141)
- **Reissalat** mit Sojawürstchen oder Lammkoteletts
- **Spaghetti mit Gemüsesauce**
- **Überbackene Toasts** (Rezepte ab Seite 165)
- **Polentaplätzchen mit Gesicht** (Rezept Seite 148)
- **Gurkenschiffchen** (Rezept Seite 116)
- **Pommes frites** aus frischen Kartoffeln (Rezept Seite 104)
- **Zucchiniplätzchen** (Rezept Seite 117)
- **Kartoffelspießchen** (Rezept Seite 106)
- **Gemüsespieße:** Gemüsestücke aus der Hand kommen übrigens bei Salatmuffeln besser an als gemischte Salate. Beliebt sind auch Gemüsespieße, die die Kinder selbst zusammenstellen dürfen, z. B. auch mit verträglichen Käse-würfeln dazwischen. Oder stechen Sie mit kleinen Ausstech-förmchen lustige Figuren aus Gemüsescheiben aus.

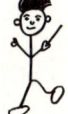

Auch für Erfrischungen sollten Sie sorgen, da es bei Spiel und Spaß viele durstige Kinderkehlen gibt. Wie wäre es mit einer Kinderbowle aus verträglichen Früchte- oder Kräuter-tees, gemischt mit zuckerfreien Säften, Mineralwasser und Früchten oder einer Apfelsaftschorle?

Einige Anregungen für Gewinne und Geschenke
Es ist weit verbreitet, als Gewinn bei verschiedenen Spielen
oder zum Abschied Süßigkeiten zu verteilen.
Wenn es schon Geschenke sind, so denken Sie über Alternativen nach wie z. B. Luftballons, Mini-Puzzles, lustige Buntstifte,
Ausstechförmchen, Radiergummis.
Als Erinnerung an das Fest können die kleinen Gäste auch eine
lustig gestaltete Tischkarte, einen selbst gebastelten Papierhut,
einen witzigen Strohhalm und bei der Party Selbstgebasteltes
mitnehmen oder ein paar Tage später ein nettes Foto der Party
erhalten.

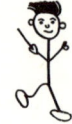

Die Grillparty

Wenn die Grillsaison erst wieder begonnen hat, wird häufig
an langen und lauen Sommerabenden gegrillt, z. B. an Ge-
burtstagen, Einweihungen, Sommerfesten im Kindergarten
und in der Schule, in Nachbars Garten und auch im eigenen.
Ohne großen Aufwand können viele Personen versorgt werden. So verlockend dies auch ist und so knusprig Steaks und
Würstchen vom Grill auch schmecken mögen, Neuroder-

**Fleisch und
Fisch vom
Grill eignen
sich nicht**

mitiker sollten bei Gegrilltem und Gebratenem vorsichtig
sein. Aber nicht immer kann und möchte man Situationen
ausweichen und Verzicht üben, denn das Dabeisein und das
Miteinander ist besonders für das allergiekranke Kind ganz
wichtig, denn allzu oft muß es schon mit seiner Außenseiterposition zurechtkommen. Häufig lassen sich aber Wege
finden, um allen gerecht zu werden.
Ein Aspekt beim Grillen betrifft auch Nichtallergiker: Beim
Grillen bilden sich aus dem Fett, das in die Glut tropft, krebs-
erregende Stoffe, die Benzpyrene. Um dies zu vermeiden,
werden Aluschalen angeboten, in die man das Grillgut legt,
die jedoch neben hohen Energiekosten bei der Herstellung
auch nur zwei- bis dreimal Verwendung finden können. Im
Handel wird neuerdings eine Schale aus gestanztem und
emailliertem Stahlblech angeboten, bei der der Boden ge-
wellt ist, so daß sich in der Vertiefung das Fett sammeln kann.
Sie kann gespült und somit häufig benutzt werden.

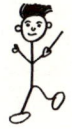

Eine Grillalternative für Steaks und Würstchen können sein:
- **Kartoffeln**, die mit einer Kräuter-Crème-fraîche serviert werden
- **Gemüsespieße**
- **Maiskolben**
- **Auberginen**
- Wenn es Fleisch sein soll, vielleicht auch einmal **Lammkoteletts** ausprobieren, die nur gesalzen werden müssen.

Festliche Tage

Gerade zu besonderen Zeiten im Jahr wie zu Ostern, in der Adventszeit oder zu Weihnachten können besonders Kinder der Versuchung in Form von Schokoladen-Osterhasen oder -Nikoläusen kaum entgehen. In ein Osternest oder in den Nikolausstiefel gehören für Kinder diese süßen Leckereien nun einmal dazu. Aber auch hier gibt es einige verträgliche Möglichkeiten.

Verträgliche Schokoladen-Osterhasen und -Nikoläuse:
Verträgliche Schokolade (z. B. milchfreie Carobtafeln) im Wasserbad schmelzen und in entsprechende Gußformen gießen. (Solche Formen gibt es in gut sortierten Haushaltsgeschäften. Oder fragen Sie einfach beim Bäcker nach.) Die Schokolade im Kühlschrank erstarren lassen. Den Osterhasen kann man noch mit einer hübschen Schleife mit kleinem Glöckchen oder mit Bast dekorieren. Auf die gleiche Weise kann man übrigens auch Ostereier herstellen, die man anschließend bunt verpackt. In Naturkostläden gibt es auch milch- und kakaofreie Süßigkeiten für die Oster- und Weihnachtzeit zu kaufen. Auch milch- und eifreie Stutenkerle und Dinkelstollen werden angeboten.

Adventskalender:

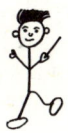

Adventskalender aus Stoff mit kleinen Taschen und applizierten Zahlen gibt es in vielen Geschäften zu kaufen. Sie können natürlich auch kleine Säckchen selber nähen, die Sie mit Zahlen bedrucken und als Girlande aufhängen. Zum Füllen eignen sich verträgliche Süßigkeiten, Cashewnüsse, Rosinen, Mandeln oder andere kleine Überraschungen wie Radiergummi, Zopfspangen, Sticker, Bleistiftspitzer, Vielfarbenbuntstift, Legosteine etc.

Auf in die Ferien

Allgemein empfehlenswert sind Urlaube im Hochgebirge und auf den Nordseeinseln, da die Belastung der Luft mit Pollen und Umweltschadstoffen dort am geringsten ist. Auch führen spezielle Kuren am Toten Meer bei vielen Patienten zu einer erheblichen Verbesserung ihres Krankheitsbildes.

Luftveränderung kann der Haut guttun

Das Nordseeklima wirkt sich hinsichtlich zweier Aspekte wohltuend auf Neurodermitiker aus: Zum einen ist es die intensive Wirkung der UV-Strahlung. Je weiter der Horizont, desto intensiver die strahlentherapeutische Wirkung. Zum anderen sind Inhalationen direkt am Meeresrand besonders wirksam. Hier werden die Schaumkronen der Wellen durch den Wind in der Luft zerstäubt, und es kommt somit zu einer günstigen Aerosolbildung in der Brandungszone. Die günstige Wirkung des Aerosols wird durch die im Wasser gelösten Spurenelemente und Mineralstoffe, z. B. das entzündungswidrige Magnesium, noch verstärkt.

Erwähnenswert ist in diesem Zusammenhang ein Adressenverzeichnis von Unterkünften, die sich für Allergiker eignen. Darin sind Hotels, Pensionen und Ferienwohnungen erfaßt, die in ihrer Ausstattung den Bedürfnissen von Allergikern und Asthmatikern entgegenkommen. (Bezugsquelle siehe Anhang Seite 183). Weiterhin gibt es einen Hotelführer für Allergiker mit Adressen in Deutschland, Österreich und der Schweiz. Darin werden Hotels genannt, die Zimmer mit Parkett statt Teppichboden, milbenfreie Decken und spezielle Überzüge für Matratzen anbieten. (Bezugsquelle siehe Anhang).

Zu bedenken ist jedoch, daß bei starkem Temperaturwechsel – verbunden mit starkem Schwitzen – immer mit Hautveränderungen gerechnet werden muß.

Möglichst auch im Urlaub selber kochen

Liegt vornehmlich eine Nahrungsmittelallergie vor (natürlich je nach Schweregrad), ist es weniger ratsam, Hotels mit Halb- oder Vollpension zu buchen, da Sie hier über die Zusammensetzung der angebotenen Speisen keinerlei Informationen erhalten können. Ideal sind natürlich Ferienhäuser- oder -wohnungen, in denen Sie eine Koch- und Kühlgelegenheit haben.

Jetzt werden sie sich vielleicht fragen, warum dann noch in den Urlaub fahren, wenn ich dort auch noch kochen muß? Sicher, es ist nicht so einfach wie für diejenigen, die sich im Urlaub in einem Restaurant mal so richtig verwöhnen lassen können. Andererseits will man aber auch Land und Leute kennenlernen, Meeresluft schnuppern, Spaziergänge an langen Sandstränden genießen, über schöne Märkte bummeln, oder einfach in einer anderen Umgebung Zeit für sich und füreinander haben. Und gerade das tut der Seele gut und somit auch der Haut.

Vielleicht finden Sie im Freundes- oder Familienkreis eine Familie mit Kindern, mit der Sie Ihren Urlaub gemeinsam verbringen können. Die Kinder haben dann gleich Spielgefährten, Sie können sich beim Einkaufen und Kochen abwechseln, und die gemeinsamen Essen mit der Familie oder mit Freunden werden quasi als Großfamilie sicherlich ein Erlebnis.

Wenn Sie mit dem Auto in Urlaub fahren, können Sie unterwegs auch ein schönes Picknick machen oder zwei oder drei. Überlegen Sie, je nachdem wohin Sie fahren, welche Lebensmittel eventuell schwieriger zu bekommen sind, und packen dementsprechend ein Proviantkiste.

Der gedeckte Tisch

Gerade für Kinder ist es nicht leicht, Verzicht zu üben, besonders bei einem so selbstverständlichen Vorgang wie dem täglichen Essen. Schwieriger ist es zudem noch, wenn eine Allergie sich erst nach Jahren zeigt und liebgewonnene Eßgewohnheiten verändert werden müssen. Ich habe die Erfahrung gemacht, daß durch etwas mehr Phantasie und Kreativität einiges leichter wird. Sind es am Anfang noch viele Lebensmittel, auf die verzichtet werden muß, ist es gerade dann wichtig, das, was auf den Tisch kommt, so appetitlich wie möglich anzurichten, denn das Auge ißt bekanntlicherweise mit.

Das Auge ißt mit!

67

Dekorationsideen für den Essenstisch:
Lustige Tischdecken (z. B. mit verschiedenen Gemüsesorten
oder Tieren, im Winter mit Schneemännern), witziges Geschirr,
im Herbst selbstgesammelte Blätter, Zapfen und Kastanien,
kleine Windlichter.
Lustige Dekorationen auf dem Teller sind besonders bei den
Kleinen beliebt, z. B. Gemüsegesichter, ein sternförmig
zerteilter Apfel (»Zauberapfel«) oder aus Gemüsescheiben
ausgestochene lustige Figuren. Mit Kartoffelpüree aus dem
Spritzbeutel können Sie den Teller mit Buchstaben oder
ähnlichem dekorieren.

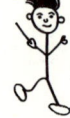

Kinder sollten auch mithelfen dürfen, das heißt aber nicht
nur Unangenehmes wie Tischabräumen oder Abwaschen.
Lassen Sie Ihre Kinder auch mal den Tisch decken. Dazu
gehört auch, daß sie die Tischdecke und das Geschirr aussu-
chen dürfen.
Beziehen Sie Ihre Kinder auch in die Speiseplanung mit ein.
Haben Ihre Kinder dann auch noch Interesse, beim Kochen
mitzuhelfen, vereinfacht es sich weiterhin, denn nichts ist so
lecker wie das Selbstproduzierte.

Rezeptteil

Allgemeine Hinweise

Die Rezepte gelten, wenn nicht anders angegeben, jeweils für **vier Personen**.

Mehl

Verwenden Sie möglichst **ausschließlich Vollkornmehl** –vorausgesetzt dieses ist verträglich –, das erst kurz vor der Zubereitung gemahlen wird, damit möglichst viele Inhaltsstoffe erhalten bleiben. Wer keine Getreidemühle hat, kann sich das Getreide auch im Naturkostladen oder im Reformhaus mahlen lassen. Der Nachteil ist jedoch, daß gemahlenes Getreide nicht lange haltbar ist und nach dem Mahlvorgang die Oxidation einsetzt: Das Mehl wird schnell ranzig und verliert Nährstoffe.

> Frisch gemahlenes Mehl ist reich an gesunden Inhaltsstoffen

Tierisches Eiweiß

Auf tierisches Eiweiß wird in den Rezepten nicht generell verzichtet. Sauerrahmbutter, Crème fraîche und auch Sahne, die einen sehr geringen Eiweißanteil haben, werden verwendet. In vielen Rezepten können sie aber auch weggelassen werden. Achten Sie auch auf die markierten Zutaten und den Hinweis »Bei Unverträglichkeit«.

> In vielen Rezepten kann tierisches Eiweiß ersetzt oder weggelassen werden

Verträgliche und unverträgliche Lebensmittel

Ich habe festgestellt, daß ich in der Küche wieder viel experimentierfreudiger wurde und auch meine Familie mit Spannung neue Gerichte probiert.

Patentrezepte oder eine einheitliche Diätempfehlung gibt es nun mal nicht, da jeder Neurodermitiker anders reagiert. Es können nur Angaben über Lebensmittel gemacht werden,

69

die erfahrungsgemäß häufiger zu allergischen Reaktionen führen:

Häufig gut verträgliche Lebensmittel	Häufig allergene Lebensmittel
Reis, Hirse, Dinkel, Mais, Kartoffeln, Buchweizen, Champignons, Zucchini, Gurken, Brokkoli, Auberginen, Avocados, Kichererbsen, Mandeln, Sauerrahmbutter, Salat, Bananen, süße Äpfel, Melone, Mangos	Milch und Milchprodukte, Eier, Weizen, Schweinefleisch, Nüsse, Zucker, Sellerie, Zitrusfrüchte, Möhren, Tomaten, Zwiebeln, Knoblauch, Hülsenfrüchte

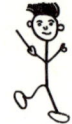

Manche Lebensmittel werden nach einer Karenzzeit eventuell wieder vertragen

Eher problematische Lebensmittel können manchmal auch wieder vertragen werden, wenn sie ein halbes bis ein Jahr lang streng gemieden werden. Unsere Tochter vertrug unter anderem zunächst auch keine Möhren und Tomaten. Nach einer Karenzzeit von einem halben Jahr versuchte ich es mit diesen beiden Lebensmitteln zunächst nur in gedünsteter Form in geringen Mengen. Mittlerweile ißt sie diese ohne Probleme auch als Rohkost. Aus diesem Grund habe ich bei meiner Rezeptzusammenstellung nicht generell auf eher problematische Lebensmittel wie z. B. Möhren und Tomaten, Zwiebeln und Knoblauch verzichtet. In vielen Fällen werden sie nämlich wieder vertragen, nachdem die für die Allergie hauptverantwortlichen Nahrungsmittel (z. B. Kuhmilch, Eier etc.) herausgefunden worden sind und aus dem Speiseplan gestrichen wurden.

Eventuell problematische Lebensmittel können ersetzt oder weggelassen werden

Die nachfolgenden Rezepte sollen nur Vorschläge und Anregungen sein, die Sie je nach Geschmack und Verträglichkeit aufgreifen oder auch abwandeln können: Wenn Ihr Kind z. B. bestimmte Gemüsesorten nicht verträgt, ersetzen Sie sie durch verträgliche oder lassen Sie sie einfach weg (z. B. Zwiebeln oder Knoblauch). Suppen oder Soßen, die mit Vollkornmehl gebunden werden, können auch bei entsprechender Unverträglichkeit mit Reis-, Kartoffel-, Guarkern- oder Pfeilwurzelstärke angedickt werden (siehe »Eier, Binde- und Geliermittel« Seite 48).

Für Weizenallergiker kann in allen Rezepten Weizen durch Dinkel ersetzt werden, vorausgesetzt die Allergie besteht nicht gegenüber beiden Getreidesorten. Viele Weizenallergiker vertragen Dinkel gut.

In vielen Rezepten finden Sie auch entsprechende Hinweise: Zutaten, die weggelassen oder ersetzt werden können, sind dort mit ✗ angekreuzt. Achten Sie dann auch auf den Punkt »Bei Unverträglichkeit«. Diesem können Sie Tips zu im Einzelfall verträglicheren Varianten entnehmen.

Und generell: Lassen Sie Ihrer Phantasie freien Lauf und probieren Sie aus, was Ihnen und Ihrer Familie schmeckt und was Ihr Kind verträgt.

Rezepte für die Basisdiät

Für die Basisdiät (siehe auch Seite 33) geeignete Rezepte sind mit dem Symbol **B** gekennzeichnet. Einige Rezepte eignen sich durch Ersatz oder Weglassen von bestimmten Zutaten für die Basisdiät. In diesem Fall achten Sie immer auch auf die Hinweise mit diesem Symbol im Rezepttext und die angekreuzten Zutaten.

Sämtliche Kuhmilcherzeugnisse, auch Sauerrahmbutter, Sahne und Crème fraîche werden in dieser Zeit gemieden, ebenso Eier, Fleisch, Nüsse, Weizen, Hefe, Tomaten, Möhren, Knoblauch und Zwiebeln. Erfahrungsgemäß kommt es bei dieser Basisdiät nur selten zu Unverträglichkeiten. Die Möglichkeit einer allergischen Reaktion kann aber nicht hundertprozentig ausgeschlossen werden. Ratsam ist es auf jeden Fall, die Basisdiät mit dem Kinderarzt und / oder einer Diätassistentin oder Ernährungsberaterin zu besprechen.

Besprechen Sie die Basisdiät auch mit Fachleuten!

Zeichenerklärung

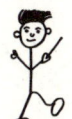

B = Rezepte mit diesem Symbol sind für die Basisdiät geeignet (siehe dazu auch Seite 32).

✗ = Zutaten mit diesem Symbol können weggelassen oder durch andere Zutaten ersetzt werden (beachten Sie die Tips beim Rezept).

Breie fürs Baby

Was sich eignet:

Gemüsebrei **B**

Gemüsebrei kann ab dem fünften Monat gefüttert werden: Es sollte immer nur eine Gemüsesorte ausprobiert werden (z. B. Zucchini, Fenchel, Teltower Rübchen). Das Gemüse wird im Wasserbad gedünstet (es gibt spezielle, unter dem Namen »Reform-Kocheinsatz« im Handel erhältliche Siebeinsätze, die sich jeder Topfgröße anpassen). Das weiche Gemüse wird dann zusammen mit dem Kochwasser mit dem Pürierstab püriert. Je nach Verträglichkeit kann ein Stückchen Sauerrahmbutter oder etwas Distel-, Lein- oder Sonnenblumenöl untergerührt werden. Nach 4 – 5 Tagen wird ein anderes Gemüse ausprobiert, danach kann auch mal ein Gemüse-Kartoffel-Mus gegeben werden (im Verhältnis 2 : 1). Selbstzubereitete Gemüsebreie sind natürlich aufwendiger als gekaufte, die nur noch erwärmt werden müssen. Um den Arbeitsaufwand zu verringern, kochen Sie mehrere Breiportionen auf einmal, füllen dann Tagesportionen in kleine Gefrierdosen ab und frieren diese ein. Sie können dann im Wasserbad wieder erhitzt werden.

Milch-Getreide-Brei **B**

Ab dem sechsten Monat können Milch-Getreide-Breie gefüttert werden: Die Getreideflocken aus Vollkorn werden mit Sojamilch, hypoallergener Säuglingsmilch oder Mandelmilch (Seite 174) zubereitet. Wenn hypoallergene Säuglingsmilch verwendet wird, ist es praktisch, die Getreideflocken mit Wasser aufzukochen und das Pulver der Hydrolysatnahrung anschließend unterzurühren, wenn der Brei etwas abgekühlt ist (Rezeptbeispiel: Grießbrei mit Mandelmus Seite 74).

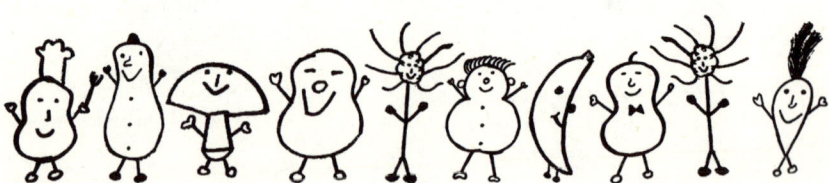

Getreide-Obst-Brei B

Getreide-Obst-Breie können ab dem siebten Lebensmonat gefüttert werden: Vollkorn-Getreideflocken (z. B. aus Dinkel, Hirse oder Hafer) werden mit heißem Wasser aufgekocht. Die Mengenverhältnisse von Getreide zu Wasser können Sie dem Packungsaufdruck der Getreideflocken entnehmen. Wenn dort Rezepte mit Milch angegeben sind, ersetzen Sie diese einfach entsprechend durch Wasser. Der Obstanteil besteht aus verträglichen Früchten, wie z. B. süßen Äpfeln, Birnen, Bananen, die püriert oder geraspelt werden. Dieses Obstmus wird unter den warmen Wasser-Getreide-Brei gemischt (Rezeptbeispiele Hirsebrei und Dinkel- oder Haferflockenbrei Seite 74).

Tip: Der Vitamin-C-haltige Obstanteil verbessert übrigens die Ausnutzung des Eisens aus pflanzlichen Lebensmitteln!

Hirsebrei B

200 ml Wasser
30 g Hirseflocken
1 Banane

Das Wasser erwärmen und die Hirseflocken hineingeben. Unter Rühren zum Kochen bringen. Vom Herd nehmen und 15 Minuten quellen lassen. Dann die kleingeschnittene Banane dazugeben und mit dem Pürierstab pürieren.

Tip: Dieser Brei kann statt mit Wasser auch entsprechend mit Ersatzmilch zubereitet werden. Zusätzlich zur Banane kann auch eine halbe reife Birne mitpüriert werden.

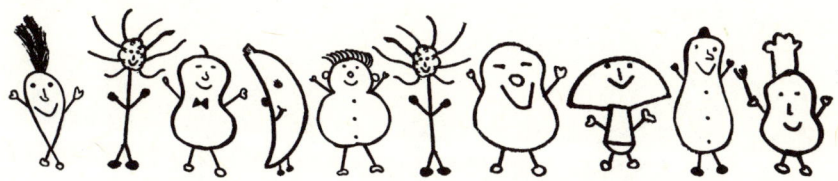

73

Dinkel- oder Haferflockenbrei B

200 ml Wasser
3 EL Dinkel- oder Haferflocken
1 Banane

Kaltes Wasser und Flocken 15 Minuten quellen lassen, danach kurz aufkochen und anschließend nochmals kurz quellen lassen. Kleingeschnittene Banane zu den Flocken geben und pürieren.

Grießbrei mit Mandelmus

250 ml Sojamilch oder
anderer Kuhmilchersatz
3 EL Dinkelgrieß
1 EL Mandelmus

Die Sojamilch zum Kochen bringen. Den Grieß in die kochende Sojamilch einrühren, vom Herd nehmen und 15 Minuten quellen lassen. Anschließend das Mandelmus unterrühren.

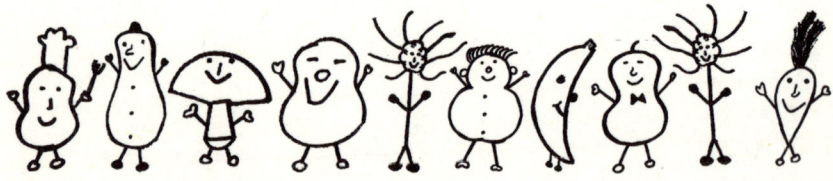

Morgendliche Muntermacher

Was sich eignet:

Selbstgemachtes Müsli

Zu Fertigmüslis gibt es eine Alternative: Stellen Sie das Müsli je nach Geschmack und Verträglichkeit selbst zusammen. Im Naturkostladen gibt es ein immer größeres Angebot, z. B. Dinkelpops, Corn- und Dinkelflakes, Amaranth-, Hirse- und Buchweizen-pops, Sonnenblumenkerne, Cashew-kerne, Mandeln, ungeschwefelte Rosinen und Aprikosen.
Statt Kuhmilch können Sie Reismilch, Sojamilch, Schafsmilch, Ziegen- oder Schafsjoghurt versuchen. Besonders gut schmeckt dazu natürlich frisches Obst der Saison.

Bananenmilch **B**

1 Banane
1 EL Mandelmus
250 ml stilles Mineralwasser oder
Reismilch

Alle Zutaten in einen Rührbecher geben und mit dem Pürierstab gut pürieren.

Tip: Sehr gut schmeckt Bananen-milch auch, wenn eine frische Feige mitpüriert wird.

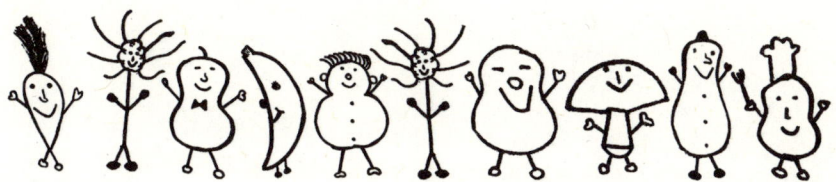

75

Knusperschnitten

2 EL Sauerrahmbutter oder
  milchfreie Margarine
1 gestrichener EL Sesam
2 gehäufte EL geschälte und
  gehackte Mandeln
1 Tasse Haferflocken (Kleinblatt)
4 getrocknete Datteln
1 EL Kokosflocken
1 EL cremiger Honig
verträgliches Fett fürs Blech

Die Butter in einer Pfanne zerlassen.
Den Sesam und die Mandeln dazugeben und unter ständigem Rühren
leicht bräunen. Die Pfanne vom
Herd nehmen und etwas abkühlen
lassen. Dann Haferflocken, fein
gehackte Datteln und Kokosflocken
unterrühren und zum Schluß den
Honig dazugeben. Auf einem kleinen gefetteten Backblech ca. 1 cm
dick ausstreichen und im Kühlschrank erkalten lassen. Anschließend kleine Schnitten schneiden.

Tip: Zerbröselte Knusperschnitten
schmeckten sehr gut zu Schafsjoghurt oder mit kleingeschnittenem Obst vermischt.

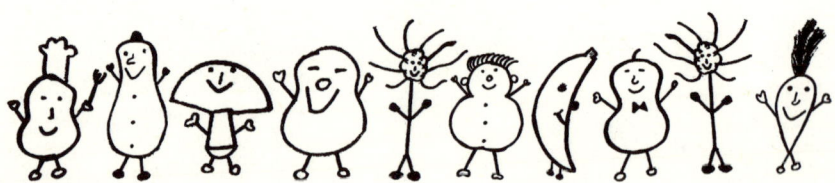

Süße Brotaufstriche

Was sich eignet:

Fruchtaufstrich

Konventionelle Marmeladen sind mit 33 – 50 % Zucker gesüßt, der auch zum Konservieren dient, und eignen sich daher nicht. Nur-Frucht-Aufstriche erhalten ihre Süße durch den Apfeldicksaft aus eingekochten, konzentrierten Äpfeln, geliert mit Apfelpektin. Statt Apfeldicksaft wird auch neuerdings geschmacksneutraler Agavendicksaft verarbeitet. Nur-Frucht-Aufstriche verderben aber leichter und sollten nach dem Öffnen im Kühlschrank aufbewahrt werden. Erhältlich sind sie in Reformhäusern und Naturkostläden (Rezept für Fruchtaufstrich Seite 78).

Mandelmus **B**

Das Mandelmus (erhältlich im Reformhaus oder Naturkostladen) sollte aus geschälten Mandeln hergestellt sein, da die Schale häufig allergen wirkt. Dieses Mandelmus wird auch als weißes Mandelmus bezeichnet. Mit etwas Ahornsirup angerührt eignet es sich sehr gut als süßer Brotaufstrich.

Obstkraut

Obstkraut (z. B. Birnen-Dattel-Kraut und Birnen-Apfel-Kraut) besteht aus eingedicktem Saft. Bei ungezuckerten Sorten beträgt der natürliche Zuckergehalt ca. 50 %. Sie sind im Naturkostladen erhältlich.

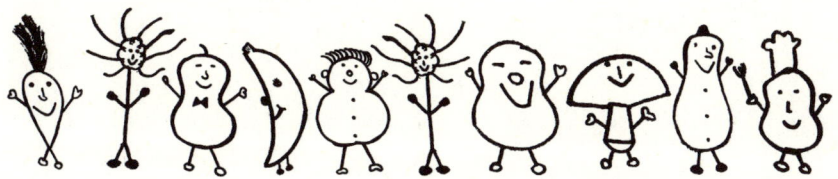

Fruchtaufstrich

350 g verträgliche Früchte
(z. B. schwarze Johannisbeeren,
Himbeeren oder Heidelbeeren)
50 g Honig oder Apfeldicksaft
1 gestrichener EL Agar Agar

Die Früchte waschen und verlesen.
Mit dem Pürierstab grob zerkleinern. Fruchtmus, Honig und Agar
Agar mischen und unter Rühren
zum Kochen bringen. 2 Minuten
kochen lassen, dann gründlich
gewaschene und heiß ausgespülte
Gläser bis zum Rand mit dem
heißen Fruchtaufstrich füllen, gut
verschließen und auf den Deckel
gestellt abkühlen lassen.

Tip: Zuckerreduzierte Frucht-
aufstriche sind etwa drei Monate
haltbar.

Variation: Stellen Sie Aufstriche
aus mehreren Früchten zusam-
men oder entsaften Sie die
Früchte für Gelee. (Angaben über
benötigte Mengen an Agar Agar
können Sie der Packungsauf-
schrift entnehmen.)

Nougatcreme

Gleiche Teile von Mandelmus,
Sauerrahmbutter bzw.
milchfreier Margarine und Honig
etwas Carobpulver

Mandelmus, Butter und Honig gut
verrühren. Zunächst nur wenig
Carobpulver unter die Creme
mischen und abschmecken.
Die Creme im Kühlschrank aufbewahren.

Tip: Carob hat einen eigen-
willigen Geschmack und ist
nicht jedermanns Sache.

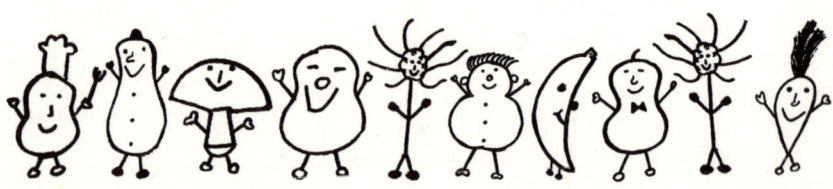

Schnelles Pflaumenmus

*100 g getrocknete, entsteinte
  Pflaumen
etwas Wasser zum Einweichen*

Die Pflaumen über Nacht in so viel
Wasser einweichen, daß sie gerade
bedeckt sind. Am nächsten Morgen
mit dem Pürierstab zu einem feinen
Mus pürieren.

Dattel-Mandel-Mus **B**

*100 g Datteln
125 ml Wasser
50 g Sauerrahmbutter oder
  milchfreie Margarine
100 g geschälte und gemahlene
  Mandeln
100 g Sonnenblumenkerne
2 EL Carob*

Die Datteln kleinschneiden und im
Wasser 30 Minuten einweichen. Die
Butter in einem Topf zerlassen, die
gemahlenen Mandeln und die
Sonnenblumenkerne dazugeben und
kurz erwärmen. Die Dattelstück-
chen zusammen mit dem Einweichwasser ebenfalls dazugeben und
2 Minuten kochen. Das Ganze in ein
hohes Gefäß geben, das Carobpulver dazugeben und mit dem
Pürierstab fein pürieren. Das Mus
sollte im Kühlschrank aufbewahrt
werden.

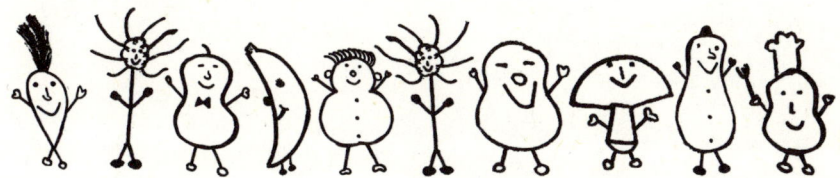

Herzhafte Brotaufstriche

Was sich eignet:

Brotaufstriche auf rein pflanzlicher Basis mit verträglichen Zutaten eignen sich als Alternative zu Käse und anderen unverträglichen Brotaufstrichen. Solche Aufstriche gibt es in reichhaltiger Auswahl in Reformhäusern und Naturkostläden zu kaufen. Sie können sie natürlich auch sehr gut selber machen.

Grünkernaufstrich

50 g feines Grünkernschrot
100 ml Gemüsebrühe
½ Zwiebel
1 Knoblauchzehe
etwas frisches Basilikum
*   und glatte Petersilie*
50 g Sauerrahmbutter oder
*   milchfreie Margarine*
1 EL Sonnenblumenöl
2 EL Hefeflocken
Meersalz
etwas Zitronensaft
*   (wenn verträglich)*

Den Grünkern in der Gemüsebrühe aufkochen und auf der ausgeschalteten Herdplatte nachquellen lassen. Die Zwiebel hacken und zusammen mit dem durchgepreßten Knoblauch, den gehackten Kräutern und allen weiteren Zutaten dazugeben, gut verrühren und abschmecken.

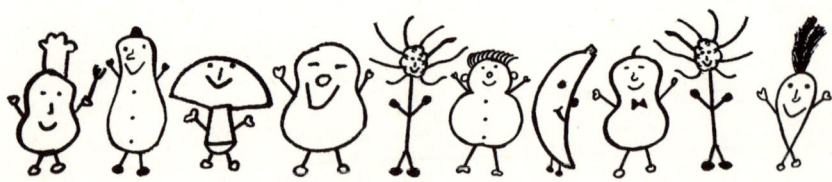

Schafskäsecreme

200 g Schafskäse (Feta)
4 EL Olivenöl
6 EL Crème fraîche
1 Bund frisches Basilikum
rote Paprikastreifen zum Garnieren

Den Schafskäse kleinschneiden. Öl und Crème fraîche dazugeben und mit dem Pürierstab cremig pürieren. Das Basilikum hacken und unterrühren. Eventuell nachsalzen. Mit den Paprikastreifen garnieren.

Avocadomus **B**

1 Avocado
Meersalz
eventuell etwas Zitronensaft ✗
   (wenn verträglich)

Eine weiche Avocado halbieren, den Kern herausnehmen und die Schale abziehen. Das Fruchtfleisch in kleine Stücke schneiden und zusammen mit etwas Meersalz fein pürieren. Wenn verträglich, kann noch etwas Zitronensaft dazugegeben werden. Dadurch wird verhindert, daß sich das Mus verfärbt.

Variante: Gleiche Teile Avocado und frische Champignons, die sehr klein gehackt werden, verwenden. Das Avocadomus zubereiten und die gehackten Champignons unterheben.

B: *Für die Basisdiät den Zitronensaft weglassen.*

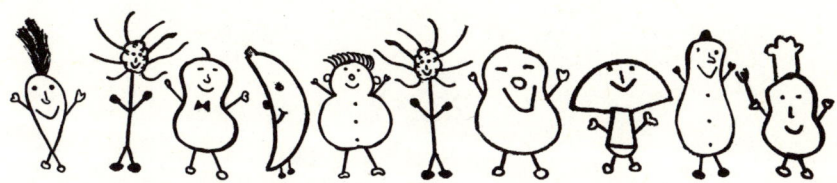

81

Kichererbsenmus

100 g getrocknete Kichererbsen
reichlich Wasser zum Einweichen
1 Lorbeerblatt
Meersalz
1 Knoblauchzehe
1 EL Olivenöl
1 EL Sesammus
½ EL Gomasio

Die Kichererbsen über Nacht in reichlich Wasser einweichen. Das Einweichwasser am nächsten Tag abgießen. Die Kichererbsen wiederum in reichlich Wasser zusammen mit dem Lorbeerblatt in 20 Minuten im Schnellkochtopf bzw. in ca. 1 Stunde im normalen Topf weichkochen. Das Kochwasser auffangen, das Lorbeerblatt herausnehmen, die Kichererbsen salzen und mit dem Pürierstab fein pürieren. Wenn das Mus zu fest ist, etwas Kochwasser dazugießen. Die Knoblauchzehe durch die Knoblauchpresse drücken. Im Olivenöl kurz dünsten. Das Sesammus dazugeben und anschließend unter das Kichererbsenmus heben. Mit Gomasio würzen.

Gedünstete Champignons **B**

Für eine Scheibe Brot

100 g Champignons
½ EL Sauerrahmbutter oder
*   milchfreie Margarine*
etwas Meersalz
1 Scheibe Brot
eventuell etwas glatte Petersilie

Champignons putzen und in Scheiben schneiden. In Butter oder milchfreier Margarine in einer Pfanne dünsten. Mit Meersalz würzen. Auf dem Brot eventuell noch mit gehackter Petersilie bestreuen.

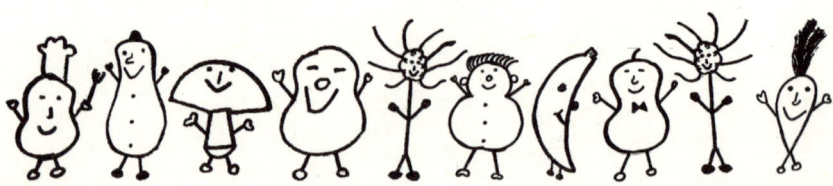

Suppen

Schnelle Grünkernsuppe

500 ml Gemüsebrühe
50 g geschroteter Grünkern
1 Zwiebel
50 g rote Paprika
etwas Sonnenblumenöl
Schnittlauch

Die Gemüsebrühe zum Kochen bringen und das Grünkernschrot einstreuen. Kurz aufkochen lassen, dann den Topf von der Herdplatte nehmen und 5 Minuten quellen lassen. In der Zwischenzeit die Zwiebel fein hacken, den Paprika waschen, entkernen und in kleine Würfel schneiden. Beides in Sonnenblumenöl 5 Minuten dünsten und anschließend unter die Suppe geben. Mit kleingeschnittenem Schnittlauch garnieren.

Tip: Statt Paprikawürfeln können Sie auch Möhrenstifte probieren und/oder das Ganze noch mit geriebenem Schafsgouda abschmecken.

Graupensuppe

1 Zwiebel
2 Möhren
800 g Kartoffeln
140 g Perlgraupen
1½ l Wasser
Meersalz
Gemüsebrühextrakt

Die Zwiebel fein hacken, Möhren und Kartoffeln schälen und in kleine Würfel schneiden. Die Graupen in einem Sieb unter fließendem Wasser waschen. Alles in einen Dampftopf oder einen großen Kochtopf geben, mit dem Wasser auffüllen und mit Salz und Gemüsebrühextrakt würzen. In 20 Minuten im Dampfdrucktopf oder in 40 Minuten im Kochtopf (dann die Kartoffeln aber erst nach 20 Minuten dazugeben) garen.

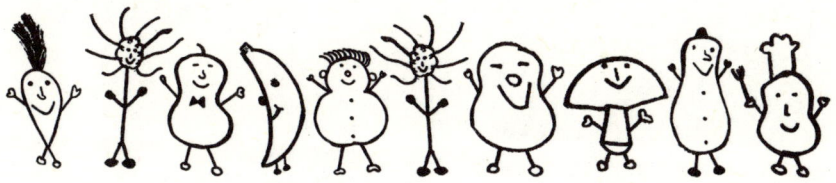

Hirsesuppe **B**

1 Zwiebel ✗
1 EL Sauerrahmbutter oder
    milchfreie Margarine
1 Knoblauchzehe ✗
1 l Gemüsebrühe
60 g Goldhirse
etwas Meersalz bei Bedarf
1 EL Crème fraîche oder
    Ziegenfrischkäse ✗
1 – 2 EL gehackte verträgliche
    Kräuter wie z. B. glatte Petersilie,
    Schnittlauch, Liebstöckel oder
    Basilikum
etwas Sauerrahmbutter oder
    milchfreie Margarine
1 Scheibe (Vollkorn-)brot
    oder -brötchen

Die Zwiebel fein hacken und in
Butter glasig dünsten. Knoblauch
durch die Knoblauchpresse drücken
und dazugeben. Mit der Gemüsebrühe ablöschen. Die Hirse fein
mahlen und unter Rühren in die
Suppe geben, einmal aufkochen
lassen und eventuell noch mit etwas
Salz abschmecken. Die Suppe vom
Herd nehmen, die Crème fraîche
bzw. den Frischkäse und die gewaschenen und feingeschnittenen

Kräuter unterheben. Die Butter in
einer Pfanne schmelzen, das in Würfel geschnittene Brot darin rösten
und zur Hirsesuppe geben.

Variante: Einige kleine Röschen
Brokkoli mitgaren, dann erst die
Crème fraîche unterziehen.

Bei Unverträglichkeit:
Die Suppe kann bei entsprechender Unverträglichkeit auch ohne
Zwiebeln, Knoblauch und Crème
fraîche bzw. Ziegenfrischkäse
zubereitet werden.

B: *Für die Basisdiät Zwiebeln,
    Knoblauch und Crème
    fraîche bzw. Ziegenfrisch-
    käse weglassen.*

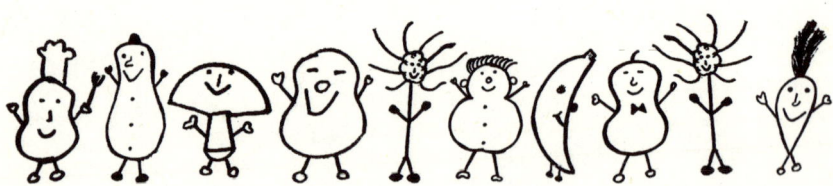

Tomatensuppe

1 kg Fleischtomaten
1 Zwiebel
2 EL Sauerrahmbutter oder
    milchfreie Margarine
1 Knoblauchzehe
1 l Wasser
200 g Ziegenfrischkäse
1 TL Ahornsirup oder Honig
Meersalz
1 (Vollkorn-)brötchen
glatte Petersilie oder Basilikum

Die Tomaten kurz mit kochendheißem Wasser überbrühen, häuten
und in Würfel schneiden. Die Zwiebel fein hacken. 1 EL Butter erhitzen und die Zwiebelstücke darin
dünsten. Die Tomatenwürfel und die
durch die Knoblauchpresse ge-
drückte Knoblauchzehe hinzufügen.
Mit dem Wasser auffüllen und 5 Minuten köcheln lassen. Dann mit dem
Pürierstab pürieren. Den Käse in der
Suppe schmelzen lassen, mit den
Gewürzen abschmecken. In einer
Pfanne 1 EL Butter schmelzen lassen, das gewürfelte Brötchen darin
rösten, auf die Tomatensuppe geben
und mit gehackter Petersilie oder
Basilikum garnieren.

Brokkolisuppe **B**

500 g Brokkoli
700 ml Wasser
2 TL Gemüsebrühextrakt
2 EL Crème fraîche ✗
2 EL geschälte und gehobelte
    Mandeln zum Garnieren

Brokkoli waschen und in Röschen
teilen. Die Stiele dünn schälen, in
Scheiben schneiden und mitverwen-
den. Das Wasser mit dem Gemüsebrühextrakt aufkochen, Brokkoli
dazugeben und in ca. 15 Minuten
weichköcheln. Mit dem Pürierstab
pürieren und die Crème fraîche
unterheben. Die Mandeln in einer
trockenen Pfanne leicht rösten und
die Suppe damit bestreuen.

*Tip: Wenn Sie gern Brokkoli-
röschen in der Suppe haben
möchten, nehmen Sie während
des Garens einige Röschen, die
noch etwas Biß haben, heraus
und geben Sie sie nach dem
Pürieren in die Suppe.*

B: *Für die Basisdiät die Crème
fraîche weglassen.*

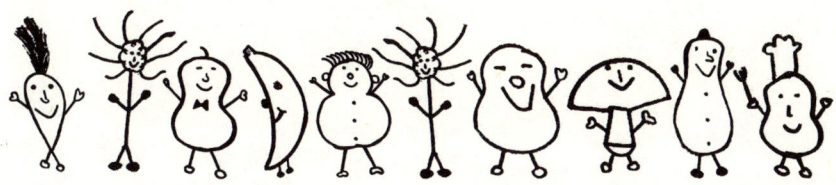

Zucchini-Champignon-Suppe **B**

150 g Lauch ✗
500 g Zucchini
200 g Champignons
1 EL Sauerrahmbutter oder
    milchfreie Margarine oder
    2 EL Sonnenblumenöl
650 ml Gemüsebrühe
etwas Estragon (wenn verträglich)
2 EL Crème fraîche ✗
etwas Meersalz bei Bedarf

Den Lauch gründlich waschen und in Ringe schneiden, Zucchini in Würfel schneiden und die Champignons putzen und in Scheiben schneiden. Den Lauch in Butter oder Öl dünsten. Zucchini und Champignons dazugeben und mitdünsten. Mit Gemüsebrühe auffüllen, Estragon darüberstreuen und ca. 15 Minuten garen. Danach die Hälf-

te der Suppe mit dem Pürierstab pürieren und wieder zur restlichen Suppe geben. Crème fraîche unterziehen. Eventuell noch mit etwas Salz nachwürzen.

Tip: Eventuell noch einige Spritzer Zitronensaft dazugeben, wenn verträglich.

Bei Unverträglichkeit:
Die Suppe kann auch ohne Lauch zubereitet werden. Statt dessen insgesamt 300 g Champignons verwenden.

B: *Für die Basisdiät ohne Lauch zubereiten und die Crème fraîche weglassen.*

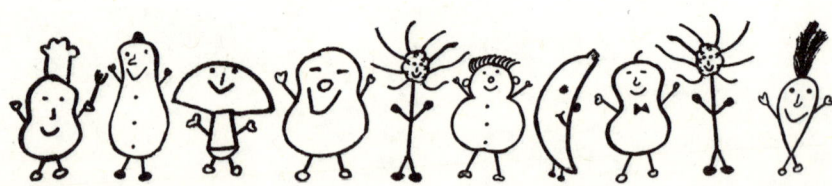

Zucchini-Möhren-Suppe

2 Zwiebeln
2 große Möhren
800 g Zucchini
etwas Sonnenblumenöl
2 EL Dinkelgrieß
1 l Gemüsebrühe
2 EL Sonnenblumenkerne
2 EL Crème fraîche
glatte Petersilie

Die Zwiebel fein hacken. Die Möhre schälen. Zucchini und Möhre in kleine Würfel schneiden. Die Zwiebel in etwas Sonnenblumenöl dünsten, Zucchini- und Möhrenwürfel dazugeben und unter Rühren mitdünsten. Dinkelgrieß darüberstreuen, gut unterrühren und mit der Gemüsebrühe auffüllen. Sonnenblumenkerne in die Suppe geben und das Ganze ca. 10 Minuten köcheln lassen, bis das Gemüse weich ist. Die Suppe vom Herd nehmen, mit dem Pürierstab pürieren und die Crème fraîche unterheben. Mit gehackter Petersilie bestreuen.

Kartoffel-Lauch-Suppe

900 g Kartoffeln
2 Stangen Lauch
1 Zwiebel
2 EL Sauerrahmbutter oder
    milchfreie Margarine
3 EL Vollkornmehl oder anderes
    Bindemittel
1,5 l Gemüsebrühe
Meersalz bei Bedarf
2 EL Crème fraîche
etwas glatte Petersilie

Die Kartoffeln in kleine Würfel schneiden. Den Lauch putzen und in feine Ringe schneiden. Die Zwiebel grob hacken. Die Butter in einem Topf zerlassen, Zwiebel und Lauch darin 5 Minuten dünsten. Mit dem Mehl bestäuben, gut verrühren und mit der Gemüsebrühe auffüllen. 15 – 20 Minuten köcheln lassen, bis die Kartoffeln gar sind, dabei gelegentlich umrühren. Eventuell mit etwas Salz abschmecken. Crème fraîche unterrühren und mit gehackter Petersilie garnieren.

Tip: Mit etwas Zitronensaft abschmecken, wenn verträglich.

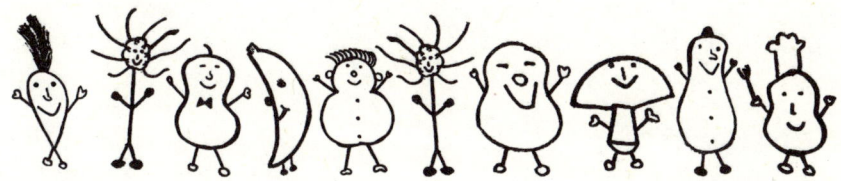

Sämige Kürbissuppe

250 g Lauch
500 g Kartoffeln
600 g Kürbis (geschält)
2 EL Sauerrahmbutter oder
    milchfreie Margarine
½ l Gemüsebrühe
50 ml Sahne
200 ml Wasser
Meersalz
eventuell 2 EL Crème fraîche

Den Lauch längs halbieren, gut
waschen und in Scheiben schneiden.
Die Kartoffeln und den Kürbis schälen und in Würfel schneiden. Butter
in einem Topf zerlassen und den
Lauch darin dünsten. Kartoffeln und
Kürbisstücke dazugeben und mit
der Brühe aufgießen. Ca. 30 Minuten garen. Danach mit dem Pürierstab pürieren. Sahne und Wasser
mischen. Dieses Gemisch unter die
Brühe rühren und mit Salz abschmecken. Eventuell noch Crème
fraîche unterziehen.

*Tip: Wer Kürbissuppe dünnflüssi-
ger mag, gibt einfach noch etwas
Gemüsebrühe dazu.*

Kartoffelsuppe

250 g Lauch
1 Zwiebel
1 EL Sauerrahmbutter oder
    milchfreie Margarine
250 g Möhren
1 kg Kartoffeln
2 EL Vollkornmehl oder anderes
    Bindemittel
1 gestrichener TL Meersalz
1 gehäufter TL Gemüsebrühextrakt
1 l Wasser
1 EL Crème fraîche
viel glatte Petersilie

Den Lauch längs halbieren, gründlich waschen und in Scheiben
schneiden. Die Zwiebel grob hak-
ken. Butter in einem Topf schmelzen, Lauch und Zwiebel darin 5 –
10 Minuten dünsten. In der Zwischenzeit Möhren und Kartoffeln
schälen, in Würfel schneiden und
zum Lauch geben. Mehl, Salz und
Gemüsebrühextrakt darübergeben,
alles gut verrühren und mit dem
Wasser auffüllen. Bei geringer Hitze
und gelegentlichem Umrühren ca.
20 Minuten garen, bis das Gemüse
weich ist. Mit dem Pürierstab pürieren, Crème fraîche unterheben und
gehackte Petersilie darüberstreuen.

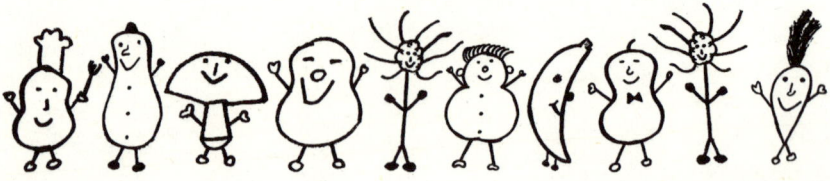

Saucen

Vinaigrette **B**

4 EL Sonnenblumenöl
1½ EL Obstessig oder entsprechend
anderer verträglicher Essig
(Reisessig oder Essigessenz, von
Essigessenz jedoch nur wenige
Tropfen)
Meersalz
Ahornsirup

Alle Zutaten mit dem Schneebesen
gut miteinander verrühren, bis die
Sauce zähflüssig wird.

Tip: Paßt sehr gut zu Tomaten
mit frischem Basilikum und
Endiviensalat.

Salat-Sahnesauce

4 EL Sonnenblumenöl
1½ EL Obstessig oder entsprechend
anderer verträglicher Essig
Meersalz
Ahornsirup
etwas Sahne

Alle Zutaten bis auf die Sahne gut
miteinander verrühren. Dann die
Sahne zugeben und nochmals gut
mit dem Schneebesen zu einer
sämigen Sauce verrühren.

Tip: Paßt sehr gut zu Feldsalat,
Eisbergsalat und grünem Salat.

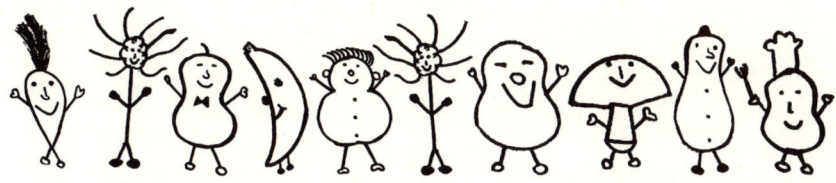

Tomatensauce

1 Zwiebel
500 g Fleischtomaten
1 EL Sonnenblumenöl
Meersalz
Ahornsirup oder Honig
frisches Basilikum

Die Zwiebel fein hacken. Tomaten mit kochendheißem Wasser überbrühen. Dann das Wasser abgießen und die Tomaten abziehen und kleinschneiden. Öl in einem Topf erhitzen, die Zwiebel darin glasig dünsten, Tomatenstücke dazugeben, mit Salz und Ahornsirup würzen und 15 Minuten bei schwacher Hitze köcheln lassen. Mit gehacktem Basilikum abschmecken, eventuell nachsalzen.

Béchamelsauce

1 EL Sauerrahmbutter oder
  milchfreie Margarine
2 gehäufte EL Vollkornmehl (oder
  anderes Bindemittel)
150 g Sahne, Sojamilch, Reismilch
  oder Schafsmilch
knapp 100 ml Wasser oder
  Gemüsekochwasser
Meersalz
Gemüsebrühextrakt

Die Butter in einem Topf schmelzen, das Mehl zugeben und mit dem Schneebesen gut mit der Butter verrühren. Dann unter ständigem Rühren die Sahne und anschließend das Wasser zugießen. Einmal aufkochen lassen. Kräftig rühren, damit keine Klümpchen entstehen. Mit Salz und Gemüsebrühextrakt würzen.

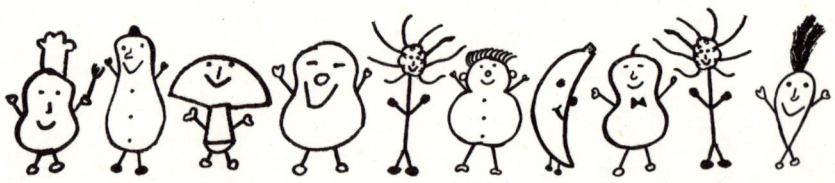

Champignonrahmsauce

700 g Champignons
1 große Zwiebel ✗
2 Knoblauchzehen ✗
2 EL Sauerrahmbutter oder
    milchfreie Margarine
Meersalz
Gemüsebrühextrakt
2 EL Vollkornmehl (oder anderes
    Bindemittel)
100 g Sahne
1 EL Ziegenfrischkäse
glatte Petersilie

Die Champignons putzen und in
Scheiben schneiden. Die Zwiebel
fein hacken und den Knoblauch
durch die Knoblauchpresse drücken.
Die Butter in einer großen Pfanne
zerlassen, die Zwiebel darin goldgelb dünsten, die Champignons
dazugeben und gut vermengen. Mit
Knoblauch, Salz und Gemüsebrühextrakt abschmecken. Wenn die
Pilze zusamengefallen sind, das

Mehl darüberstreuen, gut umrühren,
die Sahne angießen und einmal aufkochen lassen. Ziegenfrischkäse
dazugeben und unter Rühren
schmelzen lassen. Petersilie fein
hacken und darüberstreuen.

Bei Unverträglichkeit:
Die Sauce kann bei entsprechen-
der Unverträglichkeit auch ohne
Knoblauch und Zwiebeln
zubereitet werden.

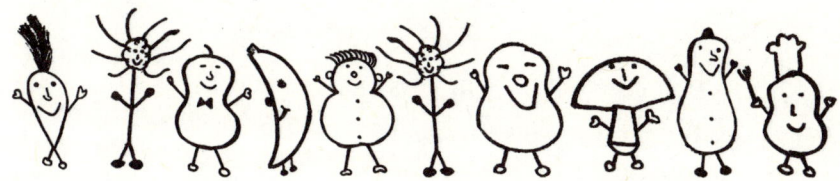

Käsesauce

1 EL Sauerrahmbutter oder
    milchfreie Margarine
1 Knoblauchzehe
1 EL Vollkornmehl (oder anderes
    Bindemittel)
gut 200 ml Gemüsebrühe
60 g Schafsgouda

Die Butter zerlassen, den abgezoge-
nen und durch die Knoblauchpresse
gedrückten Knoblauch dazugeben
und ganz kurz dünsten. Das Mehl
darüberstreuen, gut verrühren und
anschließend unter Rühren die
Gemüsebrühe angießen. Einmal
aufkochen lassen, von der Koch-
stelle nehmen und den geriebenen
Käse unterrühren.

Zwiebelsauce

1 große Zwiebel
2 EL Sauerrahmbutter oder
    milchfreie Margarine
2 EL Vollkornmehl (oder anderes
    Bindemittel)
125 ml Gemüsebrühe
etwas Wasser
Meersalz
Gemüsebrühextrakt
etwas Obstessig oder Essigessenz

Zwiebel fein hacken. Die Butter in
einem Topf zerlassen und die Zwiebelwürfel darin goldgelb dünsten.
Das Mehl darüberstreuen, gut verrühren und anschließend unter
Rühren die Gemüsebrühe zugießen.
So viel Wasser dazugeben, daß eine
cremige Sauce entsteht. Mit Salz,
Gemüsebrühextrakt und Essig
abschmecken.

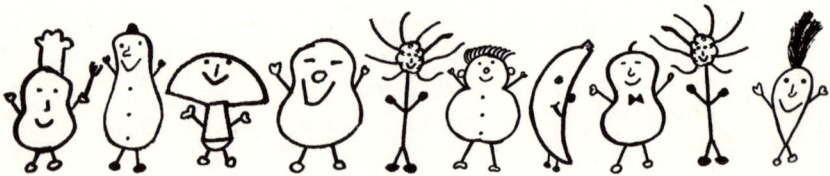

Möhren-Zucchini-Sauce

1 Zwiebel
500 g Zucchini
200 g Möhren
1 EL Sauerrahmbutter oder
   milchfreie Margarine
Meersalz
Gemüsebrühextrakt
1 EL Vollkornmehl (oder
   anderes Bindemittel)
250 g Sahne
70 g Ziegengouda oder
   Ziegenfrischkäse

Zwiebel fein hacken. Gemüse waschen, putzen und mit dem Gemüsehobel zu Stiften schneiden. Butter
in einer Pfanne zerlassen, Zwiebelstücke darin dünsten und Gemüse
dazugeben. Mit Salz und Gemüsebrühextrakt würzen und ca. 5 Minuten garen. Das Mehl darüberstreuen,
gut unterrühren und dann die Sahne
dazugeben. Einmal aufkochen lassen. Geriebenen Käse darübergeben
und unter Rühren schmelzen lassen.

*Tip: Schmeckt gut zu Vollkorn-
nudeln.*

Avocadosauce

1 reife Avocado
ca. 200 ml Apfel- oder Traubensaft
   (Menge abhängig von der
   Avocadogröße)

Die Avocado halbieren, entkernen
und schälen. Das Fruchtfleisch in
kleine Stücke schneiden und zusammen mit dem Saft pürieren.

Mangosauce

1 reife Mango
etwas Apfelsaft (Menge abhängig
   von der Mangogröße)

Die Mango schälen, das Fruchtfleisch in kleine Stücke schneiden
und mit etwas Apfelsaft zu einer
dickflüssigen Sauce pürieren.

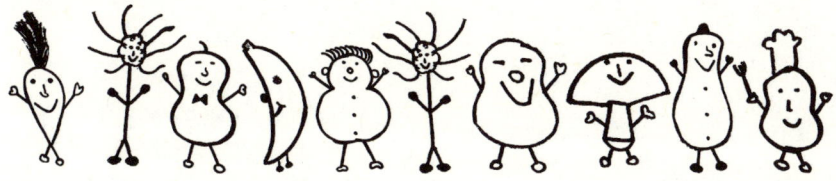

Salate

Gurkensalat B

1 Salatgurke
4 EL Sonnenblumenöl
etwas Meersalz
2 EL Obstessig oder anderer
   verträglicher Essig
etwas Ahornsirup
eventuell 1 – 2 EL Sahne ✗

Die Gurke schälen und in dünne
Scheiben hobeln. Das Öl dazugeben
und 20 Minuten zugedeckt stehen
lassen.
Danach alle restlichen Zutaten dazugeben und gut durchmengen. Eventuell noch mit Salz und Essig nachwürzen.

*Tip: Wenn verträglich, können
Sie noch etwas Dill dazugeben.*

B: *Für die Basisdiät die Sahne
weglassen.*

Möhren-Apfel-Salat

250 g Möhren
2 Äpfel
1 – 2 EL ungeschwefelte Rosinen
100 ml Apfelsaft
2 Prisen Meersalz

Die Möhren und die Äpfel schälen
und auf der Gemüseraffel raffeln.
Die Rosinen kurz mit kochendem
Wasser überbrühen und auf einem
Sieb abtropfen lassen. Möhren,
Äpfel und Rosinen mit dem Apfel-
saft vermengen und mit Salz ab-
schmecken.

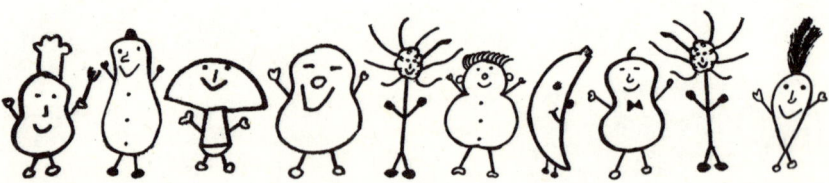

Rote-Bete-Salat

200 g Rote Bete
300 g Äpfel
100 g Sahne
1 Prise Meersalz

Die Rote Bete und die Äpfel schälen
und raffeln, die Sahne unterrühren
und den Salat mit Salz abschmecken.

Nudelsalat

250 g (Vollkorn)-Spätzle ohne Ei
Meersalz
1 rote Paprika ✗
1 gelbe Paprika ✗
2 Zucchini ✗
1 – 2 Möhren ✗
50 g Champignons ✗
etwas Sonnenblumenöl
Meersalz
Gemüsebrühextrakt
200 g Sahne ✗
glatte Petersilie zum Garnieren

Die Spätzle in Salzwasser garkochen. Das Gemüse waschen,
putzen und in kleine Würfel, Stifte
oder Scheiben schneiden. In etwas
Sonnenblumenöl dünsten, so daß es
noch etwas Biß hat. Mit Salz und
Gemüsebrühextrakt würzen. Sahne
dazugeben, noch einmal kurz aufkochen und abkühlen lassen.
Gemüsesauce und Spätzle durchmischen. Mit gehackter Petersilie
garnieren.

Bei Unverträglichkeit:
Die Gemüsezusammenstellung je
nach Geschmack und Verträglich-
keit variieren. Statt Sahne
Gemüsebrühe verwenden.

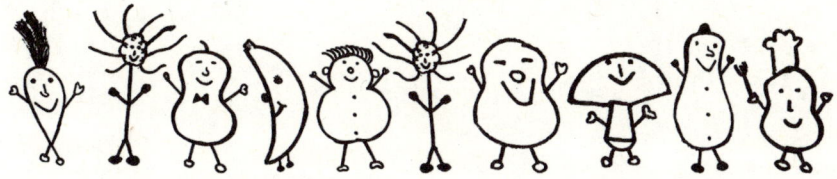

Nudelsalat mit Basilikumtomaten

200 g (Vollkorn)-Nudeln ohne Ei
300 g Tomaten
50 g Schafskäse (Feta)
200 g Crème fraîche
1 TL Tomatenmark
2 EL Sonnenblumenöl
etwas Meersalz
je nach Geschmack 10 – 20 Blättchen
    frisches Basilikum

Die Nudeln in Salzwasser garen.
Das Wasser abgießen und die Nudeln abtropfen lassen. Die Tomaten
waschen und in kleine Würfel
schneiden. Den Schafskäse ebenfalls
in kleine Würfel schneiden. Die
Crème fraîche mit dem Tomatenmark und dem Öl verrühren und
etwas salzen. Nudeln, Tomaten und
Schafskäse vorsichtig unter die
Crème fraîche rühren. Basilikum
waschen, fein hacken und über den
Salat streuen.

Kartoffelsalat

800 g Kartoffeln
2 Möhren
1 Stange Lauch
250 ml Gemüsebrühe
50 ml Obstessig oder entsprechend
    verträglicher Essig
150 ml Olivenöl
Meersalz bei Bedarf

Die Kartoffeln mit der Schale in
Salzwasser in 15 – 20 Minuten
garen. Danach abkühlen lassen.
In der Zwischenzeit die Möhren
schälen und in kleine Würfel
schneiden. Den Lauch putzen und
in dünne Scheiben schneiden.
Die Gemüsebrühe aufkochen und
die Möhrenwürfel darin 3 Minuten
garen, den Lauch dazugeben und
weitere 5 Minuten garen. Das Gemüse herausnehmen und die Gemüsebrühe abkühlen lassen. Die abge-
kühlten Kartoffeln pellen und in
Scheiben schneiden. In einer Schüssel Kartoffeln, Gemüse, Gemüsebrühe und Essig gut vermischen,
kurz durchziehen lassen und dann
das Olivenöl untermischen. Eventuell mit Salz abschmecken.

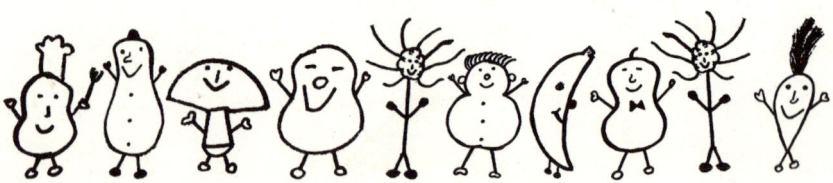

Dinkelsalat

200 g Dinkel
500 ml Wasser
2 TL Gemüsebrühextrakt
1 Aubergine
Meersalz
Sonnenblumenöl
150 g Crème fraîche
1 Knoblauchzehe
1 kleiner Kohlrabi
½ Salatgurke
2 Äpfel
1 EL Sonnenblumenkerne

Den Dinkel über Nacht im Wasser einweichen. Am nächsten Tag im Einweichwasser zum Kochen bringen, mit Gemüsebrühextrakt würzen und 45 – 50 Minuten bei geringer Temperatur und geschlossenem Deckel garen, bis er weich ist.
In der Zwischenzeit die Aubergine waschen, in Scheiben schneiden und die Scheiben einzeln salzen. 20 – 30 Minuten stehen lassen. Anschließend die Scheiben trockentupfen, leicht salzen und in etwas Sonnenblumenöl von beiden Seiten braten, bis sie leicht gebräunt sind. Auf Küchenkrepp abtropfen lassen. Mit dem Pürierstab zerkleinern.

Crème fraîche und die zerdrückte Knoblauchzehe unterrühren, eventuell noch mit etwas Salz abschmecken. Kohlrabi, Salatgurke und Äpfel schälen und in kleine Würfel schneiden. Die Sauce und die Obst-Gemüse-Würfel zu den Dinkelkörnern geben und gut vermengen. Mit Sonnenblumenkernen garnieren.

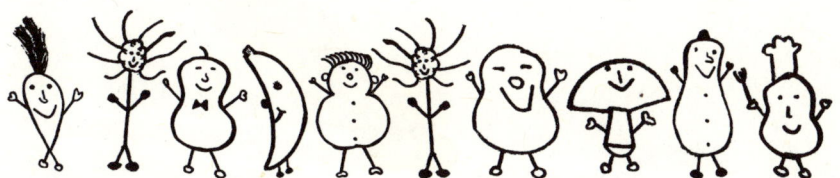

Pfannkuchen und Waffeln

Buchweizen-pfannkuchen B

Für 6 – 8 Pfannkuchen

200 g Weizenvollkornmehl ✗
50 g Buchweizenmehl
Meersalz
½ l Mineralwasser
6 – 8 EL Sonnenblumenöl

Salz und Mineralwasser zu dem
Mehl geben und mit dem Schneebesen gut verrühren. 30 Minuten
zugedeckt ruhen lassen. Für jeden
Pfannkuchen 1 EL Sonnenblumenöl
in einer mittelgroßen Pfanne erhitzen und nacheinander 6 – 8 Pfannkuchen ausbacken.

*Tip: Kleine Pfannkuchen lassen
sich besser wenden.*

B: *Für die Basisdiät das Weizen-
durch Dinkelmehl ersetzen.*

Bananeneis-Pfannkuchen mit Mangosauce

Für 6 – 8 Pfannkuchen

1 Rezept Bananeneis (Seite 149)
1 reife Mango
etwas Apfelsaft (Menge je nach
 Mangogröße)
1 Rezept Buchweizenpfannkuchen
 (siehe nebenstehendes Rezept;
 statt Meersalz aber etwas Honig
 nehmen)

Bereits am Vortag das Bananeneis
zubereiten.
Die Mango schälen und das Fruchtfleisch in kleine Stücke schneiden.
Mit etwas Apfelsaft zu einer dickflüssigen Sauce pürieren. Buchweizenpfannkuchen zubereiten. Auf
eine Hälfte des noch warmen Pfann-
kuchens Bananeneis geben, den
Pfannkuchen zusammenklappen
und mit Mangosauce garnieren.

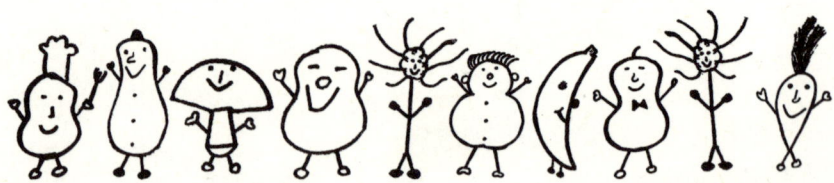

Apfelpfannkuchen mit Honig **B**

Für 6 – 8 Pfannkuchen

*1 Rezept Buchweizenpfannkuchen
(Seite 98)
1 – 2 EL Honig
2 große Äpfel
eventuell 2 EL geschälte und
gehackte Mandeln*

Den Teig für die Buchweizenpfannkuchen nach Rezept zubereiten.
Zusätzlich Honig, die geschälten
und in dünne Scheiben geschnittenen Äpfel und eventuell die gehackten Mandeln dazugeben. Die Pfannkuchen auf kleiner Flamme in
Sonnenblumenöl ausbacken, da sie
bei höherer Hitze wegen des Honigs
zu schnell bräunen würden.

Apfelpfannkuchen mit Ahornsirup **B**

Für 6 – 8 Pfannkuchen

*½ TL Weinsteinbackpulver
150 g Buchweizenmehl
100 g Dinkelmehl
500 ml Reismilch
2 EL Ahornsirup
1 großer Apfel
etwas Sonnenblumenöl zum
Ausbacken*

Das Backpulver mit dem Mehl vermischen und zusammen mit den
restlichen Zutaten zu einem Teig
verrühren. 30 Minuten zugedeckt
stehen lassen. Den Apfel schälen
und in dünne Scheiben schneiden.
Unter den Teig heben. Dann die
Pfannkuchen bei geringer Hitze in
Sonnenblumenöl goldbraun backen.

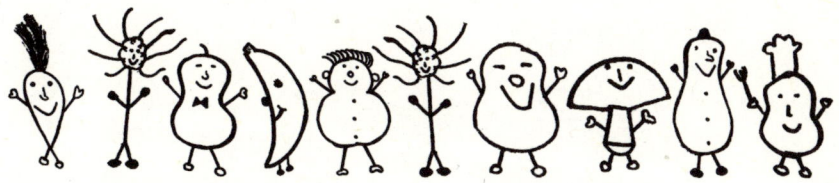

Gefüllte Pfannkuchen

Für 6 – 8 Pfannkuchen

1 Rezept Buchweizenpfannkuchen
(Seite 98)

Für die Füllung:
1 große Zwiebel ✗
2 Zucchini ✗
2 große Möhren ✗
2 EL Sonnenblumenöl
2 Knoblauchzehen ✗
150 g gefrorener oder
    250 g frischer Spinat ✗
1 Handvoll Sonnenblumenkerne
250 ml Gemüsebrühe
Meersalz
1 – 2 EL Grünkernmehl
80 g Schafsgouda ✗
6 – 8 TL Crème fraîche
etwas glatte Petersilie
    zum Garnieren

Den Pfannkuchenteig herstellen und
in Sonnenblumenöl nacheinander
6 – 8 Pfannkuchen ausbacken.
Die Zwiebel kleinschneiden,
Zucchini und Möhren putzen und
in Stifte hobeln. Das Öl in einer
großen Pfanne erhitzen, Zwiebel
und Möhrenstifte darin dünsten.

Spinat hacken und den Knoblauch
durch die Knoblauchpresse geben.
Spinat, Knoblauch und Sonnenblumenkerne zum Gemüse geben und
mit der Gemüsebrühe auffüllen.
Zuletzt die Zucchinistifte unterheben, eventuell salzen. Den fein-
gemahlenen Grünkern und den
Schafsgouda unterrühren. Wenn der
Käse geschmolzen ist, die Gemüsemischung auf den Pfannkuchen
verteilen. Diese zur Hälfte zusammenklappen und mit je 1 TL Crème
fraîche und gehackter Petersilie
garnieren.

*Tip: Sie können die Pfannkuchen
auch mit anderen verträglichen
Gemüsesorten füllen. Sehr lecker
schmeckt auch die Champignon-
rahmsauce (Seite 91) dazu.*

Bei Unverträglichkeit:
*Das Gemüse kann je nach
Geschmack und Verträglichkeit
zusammengestellt werden. Den
Schafsgouda kann man auch
weglassen.*

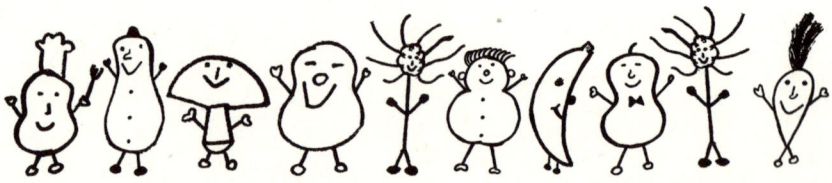

Pfannkuchen mit Mangoldfüllung

Für 6 – 8 Pfannkuchen

1 Rezept Buchweizenpfannkuchen
  (Seite 98)

Für die Füllung:
800 g Mangold
2 Zwiebeln
2 Knoblauchzehen
4 EL Olivenöl
3 EL Sonnenblumenkerne
Meersalz
Gemüsebrühextrakt
150 g Crème fraîche
1 TL Pfeilwurzelstärke
150 g Schafskäse (Feta)
Fett für die Form

Den Pfannkuchenteig herstellen und in Sonnenblumenöl nacheinander 6 – 8 Pfannkuchen backen. Den Mangold unter fließendem Wasser putzen, Stiele entfernen und die Blätter kleinschneiden. Zwiebel würfeln und Knoblauch durch die Presse drücken. Öl erhitzen, Sonnenblumenkerne und Zwiebelwürfel darin andünsten, Mangold und durchgedrückten Knoblauch zugeben und ca. 15 Minuten dün-

sten. Mit Salz und Gemüsebrühextrakt würzen. Eventuell etwas Wasser dazugeben. Crème fraîche unterrühren. Das Ganze vom Herd nehmen und die Pfeilwurzelstärke unterrühren. Dann noch einmal erhitzen. Den Mangold auf den Pfannkuchen verteilen, diese zusammenklappen und dachziegelartig in eine gefettete Auflaufform schichten. Den mit einer Gabel zerdrückten Fetakäse darüberstreuen und 15 Minuten bei 200° C überbacken.

Bei Unverträglichkeit:
Die Füllung kann auch ohne Knoblauch und Zwiebeln zubereitet werden.

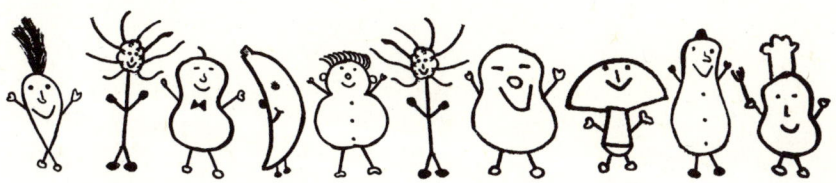

Dinkelwaffeln **B**

Für 4 – 5 Waffeln

180 g Dinkelvollkornmehl
300 ml Mineralwasser
2½ EL Sonnenblumenöl
50 g Ahornsirup
etwas Sonnenblumenöl zum
  Einfetten des Waffeleisens

Aus Mehl, Mineralwasser, Öl und
Ahornsirup einen glatten Teig herstellen. Mindestens 30 Minuten
ruhen lassen. Anschließend die Waffeln ausbacken. Zum Auskühlen
einzeln auf ein Kuchengitter legen,
damit sie knusprig bleiben.

Tip: Mit Kirschkompott und
Sahne, mit Birnendattelkraut und
Sahne oder mit Mangosauce
servieren. (Für die Basisdiät keine
Sahne verwenden.)

Variation: Für Apfelwaffeln
unter den Teig einen geschälten
und in kleine Würfel geschnitte-
nen Apfel und 1 EL geschälte und
gehackte Mandeln geben.

Hirsewaffeln **B**

Für 5 – 6 Waffeln

250 g fein gemahlene Hirse
½ TL Weinsteinbackpulver
150 ml Reismilch
3 EL Ahornsirup
50 ml Mineralwasser
etwas Sonnenblumenöl zum
  Einfetten des Waffeleisens

Das Hirsemehl gut mit dem Backpulver vermischen. Die restlichen
Zutaten dazugeben und mit einem
Schneebesen zu einem glatten Teig
verrühren. 30 Minuten zugedeckt
ruhen lassen. Anschließend Waffeln
ausbacken.

Tip: Hirsewaffeln sind recht
knusprig und bei Kindern sehr
beliebt.

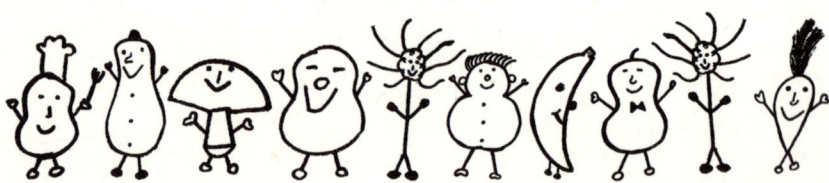

Kartoffelgerichte

Kartoffelpüree **B**

800 g Kartoffeln
Meersalz
etwas Sauerrahmbutter oder
    milchfreie Margarine ✗
etwas Sahne ✗
eventuell Muskatnuß

Kartoffeln schälen und in kleine
Stücke schneiden. In Salzwasser garen. Dann die Kartoffeln abgießen
und das Kartoffelwasser auffangen.
Die Kartoffeln mit dem Kartoffelstampfer und etwas Kartoffelwasser
kleinstampfen. Wenn verträglich,
unter die Masse mit einem Schneebesen so viel Butter und Sahne
schlagen, bis das Püree cremig ist.
Eventuell mit Muskatnuß abschmecken.

*Tip: Übriggebliebenes Kartoffel-
püree zu kleinen Plätzchen
formen und in Öl ausbacken.*

B: *Für die Basisdiät keine Sahne
und statt Butter milchfreie
Margarine verwenden.*

Rösti **B**

Für 2 Personen oder als Beilage

800 g mittelgroße festkochende
    Kartoffeln
Meersalz
Sonnenblumenöl

Die Kartoffeln schälen, auf einem
Gemüsehobel raffeln und salzen.
Das Sonnenblumenöl in zwei Pfannen mit Anti-Haft-Beschichtung mit
einem Durchmesser von 24 cm erhitzen, die geraffelten Kartoffeln in
beide Pfannen geben, mit Hilfe
zweier Kochlöffel häufig wenden
und dabei von allen Seiten etwas
anbraten. Danach jeweils einen großen Kartoffelkuchen formen, die
von beiden Seiten auf kleiner Flamme gut gebräunt werden; das dauert
15 – 20 Minuten. Eventuell noch
etwas Öl zugeben.

*Tip: Zum Wenden den Kartoffel-
kuchen in einen flachen Pfannen-
deckel gleiten lassen und umgekehrt in die Pfanne zurücklegen.*

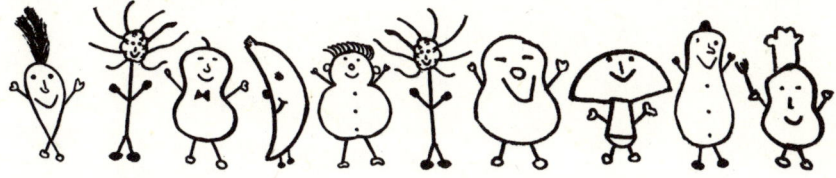

Pommes frites **B**

800 g festkochende Kartoffeln
ca. 200 ml Sonnenblumenöl
Meersalz

Die Kartoffeln schälen und in Stifte in der Form von Pommes frites schneiden (es gibt hierfür spezielle Gemüsehobel, mit denen es blitzschnell von der Hand geht, ein Küchenmesser tut es aber auch). In eine große Pfanne so viel Sonnenblumenöl geben, daß die Kartoffelstifte darin nicht braten, sondern schwimmen (fritieren). Die Kartoffelstifte unter gelegentlichem Wenden darin bräunen. Anschließend in ein Sieb geben, das Fett gut abtropfen lassen und dann erst salzen.

Kartoffelgratin

1 kg festkochende Kartoffeln
Sauerrahmbutter, milchfreie
*   Margarine oder Öl für die Form*
eventuell etwas Knoblauch
Meersalz
Muskat (wenn verträglich)
175 g Ziegen- oder Schafsgouda
Flöckchen von Sauerrahmbutter
*   oder milchfreier Margarine*
250 g Sahne

Kartoffeln schälen und in dünne Scheiben schneiden. Eine Gratinform ausfetten und mit zerdrücktem Knoblauch einreiben. Eine Schicht Kartoffelscheiben in die Auflaufform geben, mit Salz und Muskat würzen und mit etwas geriebenem Käse bestreuen. Dann wieder Kartoffelscheiben hineingeben, würzen und so weiter. Auf der letzten Schicht Käse Butterflöckchen verteilen und das Ganze mit Sahne aufgießen. Ca. 1 Stunde im Backofen bei 200° C backen. Wenn das Gratin zu stark bräunt, die letzten 10 – 15 Minuten abdecken. Vor dem Herausnehmen mit Hilfe einer Stricknadel die Garprobe machen.

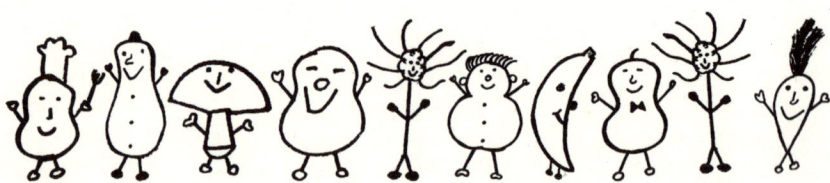

»Matschkartoffeln« B

1 Rezept Kartoffelpüree (Seite 103)
Öl
Essig
Meersalz
Ahornsirup
1 Kopf Endiviensalat
3 Zwiebeln ✗

Das Kartoffelpüree nach Rezept
zubereiten. Währenddessen Öl,
Essig, Salz und Ahornsirup zu einer
Salatsauce verrühren (siehe auch
Rezept Vinaigrette Seite 89).
Den gewaschenen und geputzten
Endiviensalat kleinschneiden und
mit der Sauce vermengen. Die
Zwiebeln schälen, in dünne Scheiben
schneiden und langsam in Öl garen,
bis sie leicht bräunlich sind.
Den Endiviensalat unter das heiße
Kartoffelpüree mischen, Zwiebeln
darübergeben und sofort servieren.

B: *Für die Basisdiät Zwiebeln*
weglassen.

Bratkartoffeln B

800 g festkochende Kartoffeln
etwas Sonnenblumenöl
Meersalz
eventuell 1 Zwiebel ✗

Die Kartoffeln schälen, in kleine
Würfel schneiden und in der Pfanne
mit Sonnenblumenöl insgesamt ca.
30 Minuten schmoren und dabei
salzen. Nach 15 Minuten Garzeit
eventuell kleingeschnittene Zwiebel
hinzufügen.

B: *Für die Basisdiät Zwiebel*
weglassen.

Sesamkartoffeln

800 g gekochte kleine Pellkartoffeln
2 EL Sauerrahmbutter oder
*   milchfreie Margarine*
1 – 2 EL Sesam

Die Kartoffeln pellen und in einer
Pfanne mit Butter und Sesam goldbraun schmoren.

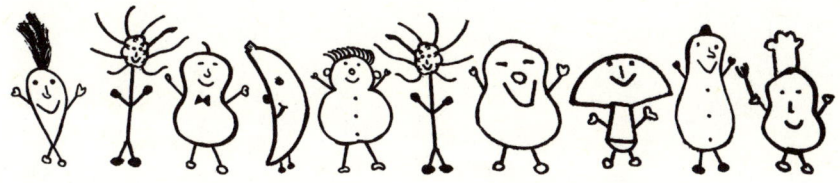

Kartoffelspießchen

Für 4 Spieße

12 sehr kleine Kartoffeln
8 Salbeiblätter ✗
8 kleine Schalotten ✗
16 Zucchinischeiben
12 sehr kleine Champignons
Olivenöl
etwas Meersalz
4 Schaschlikspieße

Die Kartoffeln mit der Schale in leicht gesalzenem Wasser kochen und anschließend pellen. Abwechselnd die Kartoffeln, Salbeiblätter, Schalotten, Zucchinischeiben und Champignons auf Schaschlikspieße schichten. Etwas vom Olivenöl mit dem Salz verrühren und die Spieße damit einpinseln. Den Rest des Olivenöls in einer Pfanne erhitzen und die Spieße rundherum braten.

Tip: Dazu schmeckt gut eine Kräuter-Crème-fraîche.

Bei Unverträglichkeit:
Salbeiblätter und Schalotten können bei entsprechender Unverträglichkeit auch weggelassen werden.

Rosmarinkartoffeln

1 kg kleine längliche
    festkochende Kartoffeln
150 g kleine Schalotten
4 EL Sonnenblumenöl
20 g Sauerrahmbutter oder
    milchfreie Margarine
3 Knoblauchzehen
1 EL frische Rosmarinnadeln
Meersalz

Die Kartoffeln gründlich unter kaltem Wasser abbürsten, in leicht gesalzenes kochendes Wasser geben und ca. 15 Minuten kochen. Dann die Kartoffeln abkühlen lassen und längs vierteln. Öl und Butter in einer großen Pfanne zusammen erhitzen. Kartoffeln und halbierte Schalotten hineingeben, Knoblauch in Scheiben schneiden und mit dem Rosmarin zu den Kartoffeln geben. Die Kartoffeln unter gelegentlichem Wenden knusprig braten, mit Salz würzen.

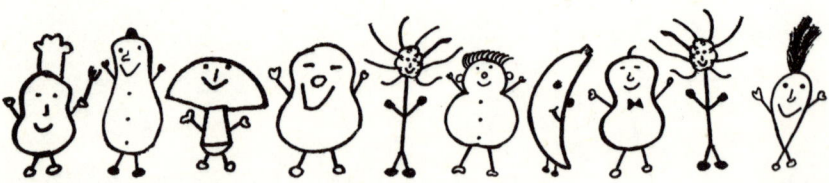

Kartoffelauflauf

600 g Pellkartoffeln
Fett für die Form
1 Zwiebel ✗
100 g rote Paprika
150 g Möhren ✗
150 g Champignons
300 g Zucchini
2 EL Sonnenblumenöl
etwas Meersalz
Gemüsebrühextrakt
2 Meßlöffel Biobin
250 g Sahne ✗
100 g Ziegengouda ✗

Die Kartoffeln pellen, in Scheiben schneiden und in eine gebutterte Auflaufform geben. Die Zwiebel schälen und fein hacken. Das Gemüse waschen und putzen. Paprika und Möhren in kleine Würfel, Champignons und Zucchini in Scheiben schneiden. Öl in einer Pfanne erhitzen und die Zwiebel darin dünsten, Paprika und Möhren dazugeben und 5 – 10 Minuten garen. Danach die Champignons und Zucchini zugeben und weitere 5 Minuten garen. Mit Salz und Gemüsebrühextrakt würzen. Biobin mit der Sahne verrühren. Die Gemüsemasse auf die Pellkartoffeln geben und mit der mit Biobin angerührten Sahne aufgießen. Den Käse reiben und über dem Auflauf verteilen. Bei 200° C im Backofen ca. 30 Minuten überbacken.

Bei Unverträglichkeit:
Der Auflauf kann bei entsprechender Unverträglichkeit auch ohne Zwiebel zubereitet werden. Möhren lassen sich durch Brokkoli ersetzen. Statt Sahne Gemüsebrühe verwenden und eventuell ohne Käse überbacken.

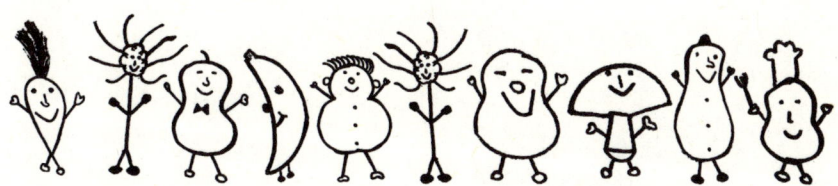

Schmorkartoffeln mit Champignons **B**

800 g festkochende Kartoffeln
2 EL Sonnenblumenöl
200 g Champignons
Meersalz

Die Kartoffeln schälen, in dünne Scheiben hobeln und in einer Pfanne mit Sonnenblumenöl ca. 20 Minuten schmoren. Etwas salzen. In der Zwischenzeit die Champignons putzen und ebenfalls in Scheiben schneiden. Während der letzten 5 Minuten Garzeit die Champignons mitschmoren.

Tip: Statt der Champignons können Sie auch eine in dünne Scheiben geschnittene Zucchini mitschmoren. Sehr lecker schmeckt es auch, wenn Sie etwas geriebenen Schafsgouda zum Schluß darüber schmelzen lassen. (Nicht für die Basisdiät geeignet!)

Kartoffel-Brokkoli-Auflauf **B**

1 kg festkochende Kartoffeln
700 g Brokkoli
2 EL Sauerrahmbutter oder
    milchfreie Margarine
3 EL Dinkelmehl (oder anderes
    Bindemittel)
350 ml Brokkolikochwasser
Meersalz
Fett für die Auflaufform
1 EL Pinienkerne
120 g Schafs- oder Ziegengouda

Ungeschälte Kartoffeln in Salzwasser garkochen. Nach dem Abkühlen pellen und in Scheiben schneiden. Brokkoli in Röschen teilen, waschen und in Salzwasser bißfest vorgaren. Das Brokkolikochwasser auffangen. Die Butter schmelzen, das Mehl mit einem Schneebesen einrühren und mit dem Brokkolikochwasser auffüllen. Aufkochen lassen, vom Herd nehmen und salzen. Auflaufform einfetten, Kartoffelscheiben und Brokkoli darin mischen, Pinienkerne darüberstreuen, Sauce darüber verteilen und mit geriebenem Käse bestreut bei 200° C 20 Minuten überbacken.

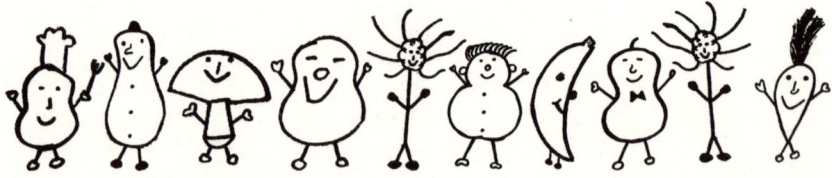

Kartoffelauflauf mit Zucchini und Schafskäse

900 g festkochende Kartoffeln
250 g Zwiebeln
350 g Zucchini
4 EL Olivenöl oder entsprechend
   anderes verträgliches Öl
Meersalz
1 großes Bund glatte Petersilie
200 g Schafskäse (Feta)
150 ml Sahne
100 ml Wasser

Die Kartoffeln waschen und in Salzwasser 15 Minuten kochen. Abschrecken und danach abkühlen lassen. Die Zwiebeln schälen und in sehr dünne Scheiben schneiden. Die Zucchini waschen und ebenfalls in dünne Scheiben schneiden. 3 EL Olivenöl in einer Pfanne erhitzen, die Zwiebelringe darin glasig dünsten. Die Zucchini dazugeben und leicht garen. Sparsam salzen. Die Kartoffeln pellen und in Scheiben schneiden. Eine feuerfeste Form mit dem restlichen Olivenöl einfetten, das Gemüse abwechselnd mit den Kartoffelscheiben in die Form schichten und gehackte Petersilie darüberstreuen. Den Schafskäse mit einer Gabel zerdrücken, mit Sahne und Wasser vermischen (kurz mit dem Pürierstab pürieren) und über dem Auflauf verteilen. Bei 220° C ca. 20 Minuten überbacken.

Tip: Dazu einen Tomatensalat mit Basilikum reichen.

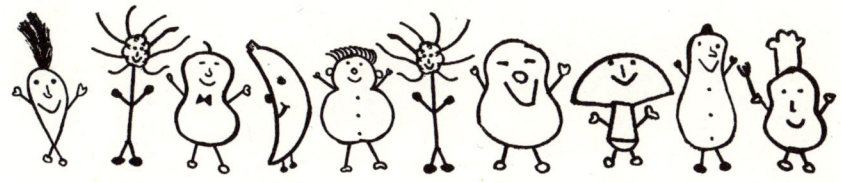

Kartoffel-Tomaten-Gratin

500 g Tomaten
1 große Zwiebel
2 Knoblauchzehen
1 Bund glatte Petersilie
600 g festkochende Kartoffeln
100 g Schafskäse (Feta)
200 g Crème fraîche
2 gestrichene EL Sojamehl
Meersalz
Gemüsebrühextrakt
100 g Schafs- oder Ziegengouda

Die Tomaten mit kochendem Wasser überbrühen, häuten und klein würfeln. Die Zwiebel in Ringe schneiden. Beides in eine Auflaufform geben. Den Knoblauch durch die Knoblauchpresse drücken, die Petersilie hacken und beides in die Auflaufform geben. Alles gut vermischen. Einige Zeit durchziehen lassen. In der Zwischenzeit die Kartoffeln schälen, in sehr dünne Scheiben oder sehr kleine Würfel schneiden und anschließend zusammen mit dem gewürfelten Fetakäse vorsichtig unter die Tomaten-Zwiebel-Mischung mengen. Die Crème fraîche mit dem Sojamehl verrühren und mit Salz und Gemüsebrühextrakt abschmecken. Den Gouda reiben, unter die Crème fraîche rühren und über die Kartoffel-Tomaten-Mischung streichen. Mit Alufolie abdecken und bei 200° C 60 Minuten backen, bis die Kartoffeln gar sind. Während der letzten 10 Minuten die Alufolie abnehmen.

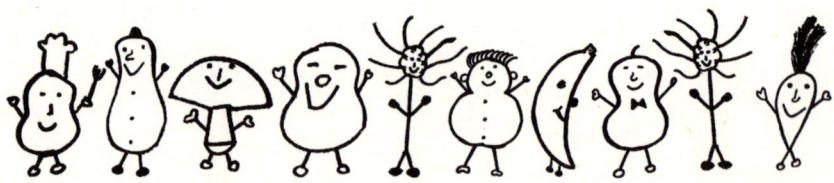

Gefüllte Kartoffeln mit Auberginen

4 große festkochende Kartoffeln
    von je 150 – 175 g
150 g Auberginen
1 Tomate
1 Knoblauchzehe ✗
2 – 3 EL Wasser
2 EL Olivenöl
Meersalz
2 TL Tomatenmark
etwas frisches Basilikum
Sonnenblumenöl für die Form
4 Scheiben Ziegengouda ✗

Die Kartoffeln waschen und abbürsten. 15 Minuten in Salzwasser
garen. Dann Wasser abgießen,
abschrecken und abkühlen lassen.
Die Aubergine waschen und in sehr
kleine Würfel schneiden. Tomate
waschen, halbieren, entkernen und
ebenfalls in kleine Würfel schneiden.
Knoblauch durch eine Knoblauchpresse drücken. Das Olivenöl in
einer Pfanne erhitzen und das
Gemüse und den Knoblauch hineingeben. Kurz andünsten,
2 – 3 EL Wasser dazugeben und
4 – 5 Minuten unter gelegentlichem
Rühren garen. Mit Salz und Tomatenmark abschmecken. Basilikum

waschen und grob hacken. Unter
das Gemüse heben. Einen Deckel
von den Kartoffeln abschneiden und
mit einem Löffel bis auf einen Rand
von 2 cm aushöhlen. Die ausgehöhlten Kartoffeln von innen leicht
salzen. Das Ausgehöhlte kann z. B.
für eine Kartoffelsuppe weiterverwendet werden. Die Kartoffeln
in eine eingefettete Auflaufform
setzen und mit dem Gemüse füllen.
Die Käsescheiben darauflegen und
15 – 20 Minuten bei 225° C backen.
Mit Hilfe einer Stricknadel prüfen,
ob die Kartoffeln schon gar sind.

Bei Unverträglichkeit:
Das Gericht kann bei entspre-
chender Unverträglichkeit auch
ohne Knoblauch und Käse
zubereitet werden.

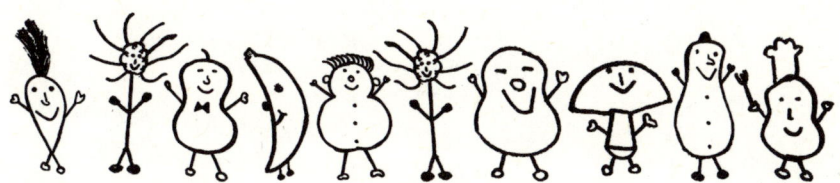

Gefüllte Kartoffeln mit Zucchini und Champignons

4 große festkochende Kartoffeln
von je 150 – 175 g
2 Zwiebeln ✗
1 Zucchini
150 g Champignons
etwas Sonnenblumenöl
1 – 2 Knoblauchzehen ✗
etwas Meersalz
glatte Petersilie
2 – 3 EL Schafskäse (Feta)
etwas Sonnenblumenöl für die Form
Crème fraîche

Die Kartoffeln gut unter kaltem Wasser abbürsten und 15 Minuten in Salzwasser garen. Dann Wasser abgießen, abschrecken und abkühlen lassen. Die Zwiebeln fein hacken, die Zucchini waschen und abbürsten und in kleine Würfel schneiden. Die Champignons putzen und grob hacken. Die feingeschnittene Zwiebel in dem Öl andünsten, das kleingeschnittene Gemüse zugeben und kurz mitdünsten. Knoblauch durch eine Presse drücken und das Gemüse damit und mit Salz und Petersilie abschmecken. Nach ca. 5 Minuten den geriebenen Schafskäse unter die Gemüsemasse rühren. Einen Deckel

von den Kartoffeln abschneiden und die Kartoffeln mit einem Löffel bis auf einen Rand von ca. 2 cm aushöhlen. Das Kartoffelinnere kann beispielsweise für eine Kartoffelsuppe weiterverwendet werden. Die ausgehöhlten Kartoffeln von innen leicht salzen und mit dem Gemüse füllen. In eine gefettete Auflaufform setzen und 15 – 20 Minuten bei 225° C backen. Mit einer Stricknadel testen, ob die Kartoffeln gar sind. Auf die gebackenen Kartoffeln bei Tisch noch etwas Crème fraîche geben.

Bei Unverträglichkeit:
Bereiten Sie das Gericht bei entsprechender Unverträglichkeit ohne Zwiebeln und / oder Knoblauch zu.

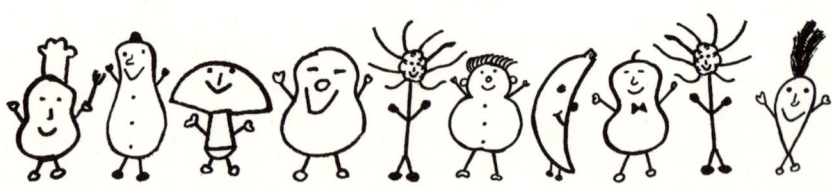

112

Kartoffel-Zucchini-Pfanne

900 g festkochende Kartoffeln
120 g Zwiebeln
300 g Zucchini
4 EL Sonnenblumenöl
Meersalz
etwas Majoran (wenn verträglich)
250 g Crème fraîche
30 g geschroteter Leinsamen
80 g Ziegen- oder Schafsgouda

Die Kartoffeln schälen und ebenso wie die Zwiebeln und die Zucchini in dünne Scheiben schneiden. In einer großen Pfanne 3 EL Sonnenblumenöl erhitzen und die Kartoffelscheiben darin fast gar schmoren. Etwas salzen. Zwiebelringe in einer zweiten Pfanne in 1 EL Öl goldgelb dünsten. Zwiebel- und Zucchinischeiben zu den Kartoffeln geben und mitschmoren, dabei gelegentlich wenden. Eventuell mit etwas Majoran abschmecken. Crème fraîche und Leinsamen verrühren und über das Gemüse geben. Den geriebenen Käse darüberstreuen und 10 – 15 Minuten bei geringer Hitze zugedeckt garen, nicht mehr umrühren.

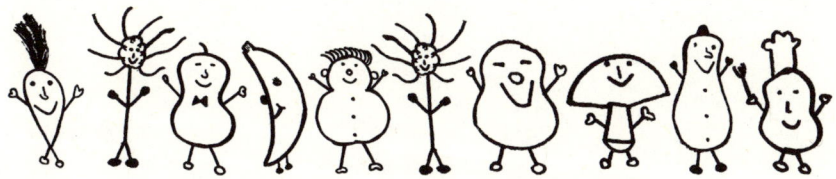

Gemüsegerichte

Überbackene Zucchinischeiben **B**

450 g Zucchini
Meersalz
Olivenöl
100 g Schafskäse (Feta)
einige Scheiben Ziegengouda

Die Zucchini waschen und in 1 cm dicke Scheiben schneiden. Leicht salzen und 10 Minuten stehen lassen. Anschließend in Olivenöl von beiden Seiten braten. Auf ein Backblech legen und teils mit gewürfeltem Feta, teils mit Ziegengouda (die Scheiben auf Zucchinigröße falten) belegen. Bei 200° C ca. 10 – 15 Minuten überbacken.

Marinierte Auberginen

300 g Auberginen
Meersalz
Sonnenblumenöl zum Ausbacken
125 g passierte Tomaten
2 Knoblauchzehen
½ TL getrockneter Oregano
ein halbes Bund glatte Petersilie

Die Auberginen waschen, in Würfel schneiden und salzen. Das Salz 10 Minuten einwirken lassen, dann die Auberginen trockentupfen. Öl in einer Pfanne erhitzen und die Auberginenwürfel unter gelegentlichem Wenden goldbraun braten. Tomaten dazugeben, Knoblauch durch eine Knoblauchpresse drücken und über die Auberginen geben. Mit Salz und Oregano würzen. Einmal aufkochen und dann abkühlen lassen. Mit gehackter Petersilie garniert servieren.

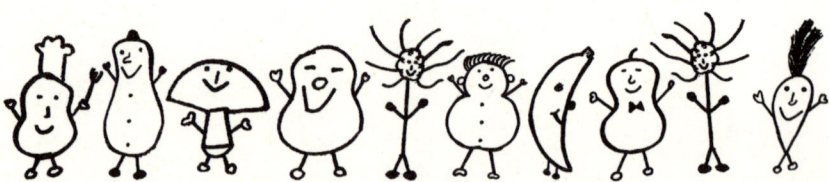

Gebackene Auberginen **B**

2 Auberginen
Meersalz
2 – 3 EL (Vollkorn-)mehl
Sonnenblumenöl zum Ausbacken

Die Auberginen waschen und quer in ca. 1 cm dicke Scheiben schneiden. Die Schnittflächen von einer Seite mit Salz bestreuen. 20 – 30 Minuten stehen lassen. Anschließend die Auberginen mit Küchenkrepp gründlich trocknen, dabei leichten Druck ausüben, damit so viel Flüssigkeit wie möglich aufgesogen wird. So saugen die Auberginen beim Ausbacken nicht zu viel Fett auf. Dann die Scheiben nochmals leicht salzen. Mehl auf einen Teller geben und die Scheiben darin wenden. Öl erhitzen und die Auberginenscheiben nach und nach goldgelb ausbacken. Auf Küchenkrepp abtropfen lassen. Heiß servieren.

Tip: Schmeckt sehr gut mit Schafskäse (Feta) und Tomatenscheiben garniert (nicht für die Basisdiät geeignet).

Apfelsauerkraut

750 g – 1 kg frisches Sauerkraut
1 großer Apfel
1 – 2 große Zwiebeln
etwas Ahornsirup oder Honig
Gemüsebrühextrakt
Meersalz
1 EL (Vollkorn-)mehl
etwas Sauerrahmbutter oder
  milchfreie Margarine

Das Sauerkraut nur dann waschen, wenn es als zu salzig oder zu sauer empfunden wird. Bei zu salzigem Sauerkraut eventuell das Salz weglassen. Apfel schälen und ebenso wie die Zwiebel in kleine Würfel schneiden. Das Kraut mit reichlich Wasser (es muß gut bedeckt sein, weil es viel aufsaugt), dem Ahornsirup, dem Gemüsebrühextrakt, dem Salz und den Apfelstückchen zum Kochen aufsetzen. In der Zwischenzeit die Zwiebelstückchen in Butter goldbraun dünsten. Das Kraut eine gute Stunde garkochen. Mit dem Mehl überstäuben, etwas Wasser nachgießen und das Ganze noch einmal aufkochen lassen. Die gedünsteten Zwiebeln zugeben und nicht mehr kochen.

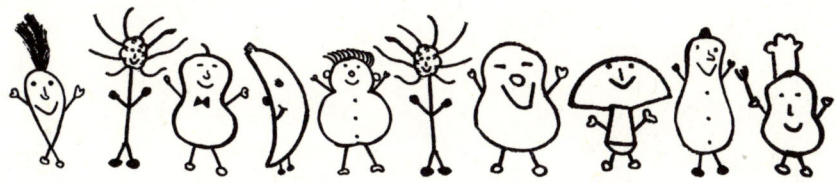

Gurkenschiffchen

Für 8 Stück

200 g Schafskäse (Feta)
ca. 8 EL Sahne
verträgliche Kräuter, z. B. Dill oder
    glatte Petersilie
eventuell 1 Knoblauchzehe
Meersalz
1 – 2 Salatgurken
8 Blatt Eisbergsalat
8 Radieschen
8 Holzspießchen von 15 cm Länge

Den Fetakäse mit einer Gabel fein zerdrücken und die Sahne dazugeben. Die Konsistenz der Creme ist richtig, wenn sie auf einen Löffel gehäuft die Form behält. Kräuter hacken und Knoblauch – falls verwendet – durch die Presse drücken. Die Creme damit und mit Meersalz abschmecken. Salatgurken längs halbieren, Stücke von ca. 10 cm schneiden. Die Unterseite glatt schneiden, so daß die Schiffchen stehen können, an den Enden (bootsförmig) zuspitzen. Schafskäsecreme in einen Spritzbeutel geben und die Schiffchen damit füllen. Eisbergsalatblätter wie Segel auf die Holzspießchen und in die Gurken stecken. Das Segel und das Schiffchen mit geviertelten Radieschen garnieren.

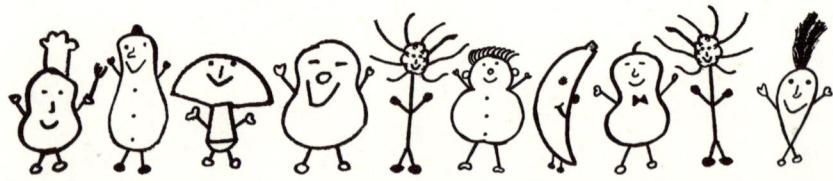

Avocado-Butter-Tomaten

2 Zwiebeln
1 Knoblauchzehe
1 kg Fleischtomaten
40 g Sauerrahmbutter oder
    milchfreie Margarine
Meersalz
1 Avocado
Basilikumblätter zum Garnieren

Zwiebeln und Knoblauch sehr fein
würfeln. Tomaten mit kochendem
Wasser überbrühen. Dann das Wasser abgießen, Tomaten pellen, vierteln und entkernen. Das Tomaten-
fleisch in 2 cm große Stücke
schneiden. Butter zerlassen. Zwiebeln und Knoblauch darin ca. 5 Minuten dünsten, Tomaten dazugeben,
salzen und ca. 3 – 4 Minuten bei
geringer Hitze ziehen lassen. In der
Zwischenzeit die Avocado halbieren,
den Kern herausnehmen, die Avoca-
dohälften schälen und das Fruchtfleisch in kleine Stücke schneiden.
Zu den Tomaten geben und kurz
erwärmen, eventuell nachsalzen. Mit
Basilikumblättern garnieren und
warm oder kalt servieren.

Zucchiniplätzchen

400 g Zucchini
½ Zwiebel
1 – 2 Knoblauchzehen
½ TL Oliven- oder Distelöl
½ TL Weinsteinbackpulver
100 g Dinkelvollkornmehl
Meersalz
Gemüsebrühextrakt
Sonnenblumenöl oder Kokosfett
    zum Braten

Die Zucchini fein raspeln. Die Zwiebel sehr fein hacken. Zucchini und
Zwiebel mischen, zerdrückten
Knoblauch und Olivenöl dazugeben. Das Backpulver mit dem Mehl
mischen und ebenfalls unterrühren.
Mit Salz und Gemüsebrühextrakt
abschmecken. 14 – 16 kleine Bällchen formen, flachdrücken und in
heißem Öl von beiden Seiten goldbraun backen.

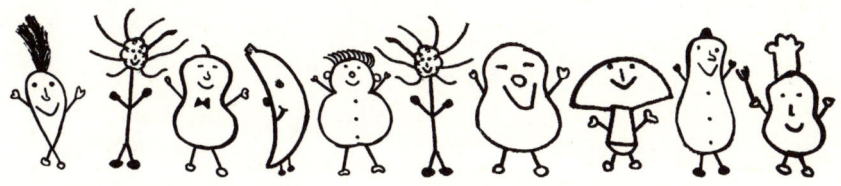

Auberginen in Tomatensauce

1 Rezept Tomatensauce (Seite 90)
2 Auberginen (ca. 600 g)
Meersalz
2 – 3 EL (Vollkorn-)mehl
Sonnenblumenöl zum Ausbacken
50 g Schafskäse (Feta)
    oder 150 g Mozzarella
    (wenn verträglich)
100 g Ziegengouda

Tomatensauce nach Rezept herstellen. Die Auberginen waschen und quer in ca. 1 cm dicke Scheiben schneiden. Die Schnittflächen von einer Seite mit Salz bestreuen und 20 – 30 Minuten stehen lassen. Anschließend die Auberginen mit Küchenkrepp gründlich trockentupfen, dabei leichten Druck ausüben, damit so viel Flüssigkeit wie möglich aufgesogen wird. So saugen die Auberginen beim Ausbacken nicht zu viel Fett auf. Die Scheiben nochmals leicht salzen. Mehl auf einen Teller geben und die Scheiben darin wenden. Öl erhitzen und die Auberginenscheiben nach und nach goldgelb ausbacken. Auf Küchenkrepp abtropfen lassen. Die Tomatensauce in eine Auflaufform geben und die

gebackenen Auberginen darüberschichten. Dann den in flache Scheiben geschnittenen Schafskäse bzw. den in Scheiben geschnittenen Mozzarella und den geriebenen Ziegengouda darüber verteilen. Mit Alufolie abdecken und bei 250° C 15 Minuten backen. Die Alufolie abnehmen und weitere 10 Minuten im Ofen backen.

Tip: Schmeckt sehr gut zu Kartoffelpüree (Seite 103).

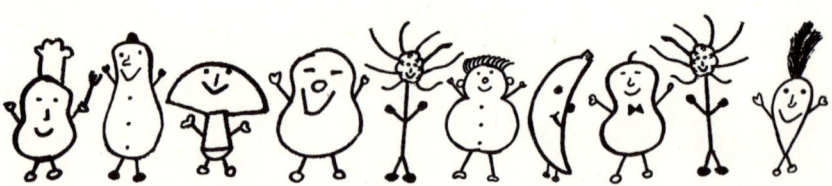

Möhreneintopf

1 kg Möhren
750 g Kartoffeln
eventuell 1 Pastinake
1 Zwiebel ✗
1 Fenchelknolle
1 TL Meersalz
1 TL Gemüsebrühextrakt
2 EL Crème fraîche
viel glatte Petersilie

Möhren, Kartoffeln, Pastinake und
Zwiebel schälen und kleinschneiden.
Die Fenchelknolle putzen und ebenfalls kleinschneiden. Alles in einen
Dampfdrucktopf geben und mit Salz
und Gemüsebrühextrakt würzen.
250 ml Wasser dazugeben, Deckel
schließen und 15 – 20 Minuten
garen. Etwas Gemüsewasser auffangen, bevor die Masse mit dem
Kartoffelstampfer kleingestampft
wird. Je nach Geschmack kann nun
der Eintopf fester oder flüssiger
zubereitet werden. Zum Schluß die

Crème fraîche unterrühren und das
Ganze mit gehackter Petersilie
servieren.

*Tip: Übriggebliebenes Gemüse-
wasser im Kühlschrank aufbewahren oder portionsweise
einfrieren und statt Wasser für
Saucen, Eintöpfe etc. verwerten.*

*Variation: Statt Möhren können
Sie auch Steckrüben probieren:
Die Steckrübe schälen und in
Würfel scheiden. Dann mit
heißem Wasser überbrühen,
2 – 3 Minuten stehen lassen und
dann das Wasser abschütten.
Dadurch verliert die Steckrübe
das Bittere.*

*Bei Unverträglichkeit:
Der Eintopf kann bei entsprechender Unverträglichkeit auch
ohne Zwiebel zubereitet werden.*

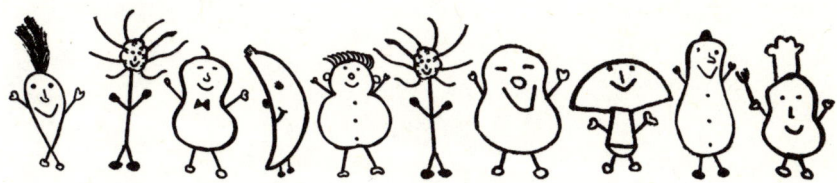

Kürbisauflauf

500 g Kürbis (geschält)
1 rote Paprika ✗
2 kleine Zucchini ✗
300 g Kartoffeln
1 große Möhre ✗
Meersalz
2 Zweige Rosmarin
6 EL Olivenöl

Den Kürbis schälen, entkernen und
in große Würfel schneiden. Paprikaschote waschen und entkernen,
Zucchini waschen und bürsten,
Kartoffeln und Möhre schälen. Das
Gemüse in kleine Würfel schneiden
und in eine Auflaufform füllen.
Salzen und gut vermischen. Die
Rosmarinzweige in das Gemüse
stecken und mit dem Olivenöl beträufeln. Bei 180° C ca. 20 Minuten
garen. Vor dem Herausnehmen mit

einer Stricknadel prüfen, ob das
Gemüse gar ist. Der Kürbis sollte
nicht zu weich sein.

*Tip: Sie können das Gericht auch
mit geriebenem Ziegen- oder
Schafsgouda überbacken.*

Bei Unverträglichkeit:
*Der Auflauf kann bei entspre-
chender Unverträglichkeit auch
ohne Möhre zubereitet werden.
Oder versuchen Sie auch andere
verträgliche Gemüsezusammenstellungen je nach Geschmack.*

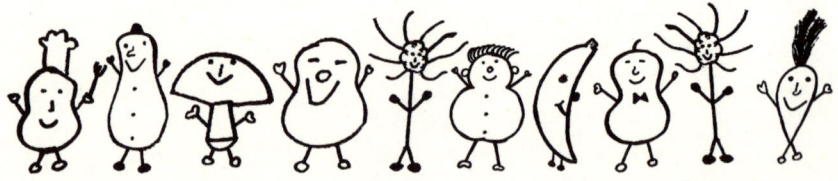

Gemüsepfanne

1 rote Paprika ✗
1 gelbe Paprika ✗
Sonnenblumenöl
1 Zwiebel ✗
1 Möhre ✗
100 g Champignons ✗
2 Zucchini ✗
150 g Brokkoli ✗
Meersalz
Gemüsebrühextrakt
250 g Sahne ✗
125 g Crème fraîche ✗
100 g Ziegen- oder Schafsgouda

Die Paprikaschoten halbieren, entkernen, waschen und in kleine Würfel schneiden. Sonnenblumenöl in einer Pfanne erhitzen und die Paprikastücke darin ca. 5 Minuten dünsten. Zwiebel fein hacken und dazugeben. Die Möhre schälen, grob raffeln und ebenfalls mitdünsten. Mit Salz und Gemüsebrühe würzen. Die Champignons putzen und in Scheiben schneiden, Zucchini waschen und in dünne Scheiben schneiden. Beides weitere 5 Minuten mitdünsten. In der Zwischenzeit den Brokkoli putzen, in kleine Röschen teilen und in kochendem Salzwasser

5 – 10 Minuten garen, so daß er noch Biß hat. Das Kochwasser abschütten, den Brokkoli gut abtropfen lassen und beiseite stellen. Das Gemüse mit Sahne und Crème fraîche aufgießen, kurz aufkochen lassen, den Käse zugeben und unter Rühren schmelzen lassen. Mit den Brokkoliröschen garnieren.

Tip: Schmeckt sehr gut zu Kartoffelpüree (Seite 103), Vollkornnudeln oder -spaghetti. Das Brokkoliwasser auffangen und im Kühlschrank aufbewahren oder portionsweise einfrieren und anstelle von Wasser oder Sahne für Saucen verwenden.

Bei Unverträglichkeit:
Die Gemüsezusammenstellung je nach Geschmack und Verträglichkeit variieren. Statt Sahne und Crème fraîche Gemüsebrühe verwenden und eventuell noch mit Pfeilwurzelmehl oder Biobin andicken.

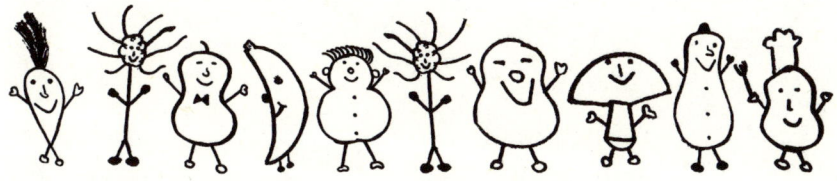

121

Auberginen auf Pilzrisotto

2 Zwiebeln
1 Knoblauchzehe
2 EL Sonnenblumenöl
2 Tassen Naturreis
4 Tassen Gemüsebrühe
300 g Aubergine
Sonnenblumenöl zum Ausbacken
300 g Champignons
3 – 4 Tomaten
70 g Ziegengouda ✗
frisches Basilikum zum Garnieren
Fett für die Form

Die Zwiebeln und den Knoblauch abziehen und fein hacken bzw. pressen. 1 EL Öl in einer Pfanne erhitzen und beides darin 5 Minuten dünsten. Den gewaschenen und gut abgetropften Reis unterrühren. Die Brühe angießen und zugedeckt ca. 40 Minuten bei geringer Hitze garen. Die Aubergine inzwischen in 1 cm dicke Scheiben schneiden. Mit Salz bestreuen und 15 – 20 Minuten ziehen lassen. Mit Küchenkrepp gut trockentupfen, dann leicht salzen und in etwas Sonnenblumenöl von beiden Seiten kurz braten. Die Pilze putzen und waschen, in dünne Scheiben schneiden und in 1 EL Öl 2 – 3 Minuten dünsten. Die Tomaten in Scheiben schneiden und leicht salzen. Den gegarten Reis in eine große gefettete Auflaufform füllen, die Pilze darüber verteilen und mit Auberginenscheiben belegen. Die Tomatenscheiben auf die Auberginen geben, den geriebenen Käse (oder je nach Belieben etwas dickere Käsescheiben) darüberstreuen und bei 200° C 10 Minuten überbacken. Mit Basilikumblättern garnieren.

Bei Unverträglichkeit:
Der Käse kann bei entsprechender Unverträglichkeit auch weggelassen werden.

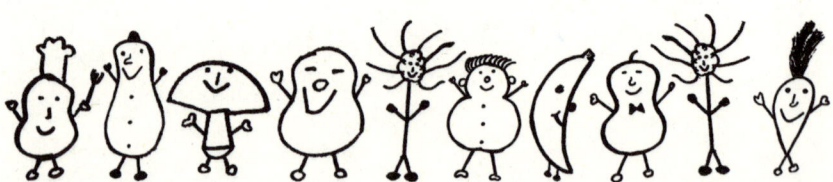

Mangoldrouladen

ca. 500 g Mangold
4 EL Sauerrahmbutter oder
*   milchfreie Margarine*
1 Zwiebel ✗
2 EL Dinkelvollkornmehl (oder
*   anderes Bindemittel)*
200 g Schafskäse (Feta)
Meersalz bei Bedarf
Fett für die Form

Den Mangold putzen, waschen und die Stiele abschneiden. Dicke Stiele flach aus den Blättern herausschneiden. 2 EL Butter in einer Pfanne zerlassen und die Mangoldblätter darin portionsweise 2 Minuten dünsten, bis sie zusammenfallen. Danach ausgebreitet abkühlen lassen. Die Zwiebel fein hacken. Die Mangoldstiele in kleine Stücke schneiden. In der restlichen Butter die Zwiebel zusammen mit den Mangoldstielen 5 Minuten dünsten, Mehl darüberstreuen, gewürfelten Fetakäse dazugeben und weitere 10 Minuten garen. Je nach Salzgehalt des Fetakäses eventuell noch mit Salz abschmecken. Die Füllung auf den Mangoldblättern verteilen und zusammenrollen. Von sehr großen

Mangoldblättern genügt pro Füllung ein Blatt, sind die Mangoldblätter eher kleiner, 2 – 3 Blätter überlappend aufeinanderlegen und dann die Füllung einrollen. Die Rouladen in eine gefettete Auflaufform legen und bei 175° C 10 – 15 Minuten backen.

Bei Unverträglichkeit:
Bei entsprechender Unverträglichkeit die Zwiebel weglassen.

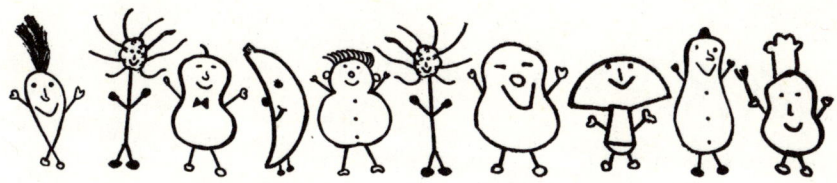

Wirsingrouladen mit Hirsefüllung

8 große oder 16 kleinere
  Wirsingblätter
300 g Zucchini ✗
2 Möhren ✗
250 g Champignons ✗
1 kleine Zwiebel ✗
Meersalz
Sonnenblumenöl
Gemüsebrühextrakt
ein halbes Rezept Hirse (Seite 143)
100 g Crème fraîche
1 Rezept Tomatensauce (Seite 90) ✗
80 g Ziegen- oder Schafsgouda

abkühlen lassen. Entweder acht große Wirsingblätter mit der Hirse füllen (der Wirsing ist dunkelgrün und schmeckt strenger nach Kohl) oder jeweils zwei kleinere Wirsingblätter für eine Füllung verwenden (der Wirsing ist blaßgrün und schmeckt milder). Die Tomatensauce in eine große Auflaufform geben, die Wirsingrollen hineinsetzen und mit geriebenem Käse bestreut 10 Minuten bei 200° C überbacken.

Die Wirsingblätter in kochendes Salzwasser geben und 5 – 10 Minuten kochen, so daß sie noch Biß haben. Danach in einem Sieb gut abtropfen lassen.
Die Zucchini waschen und bürsten, die Möhren schälen und beides in kleine Würfel schneiden. Die Pilze putzen und grob hacken. Die Zwiebel schälen, fein hacken und in Sonnenblumenöl dünsten. Zucchini, Möhren und Pilze dazugeben und 5 Minuten mitdünsten. Mit Salz und Gemüsebrühextrakt würzen. Die gekochte Hirse unterrühren und mit Crème fraîche abschmecken. Etwas

Bei Unverträglichkeit:
Auch andere Gemüsezusammenstellungen je nach Geschmack oder Verträglichkeit sind möglich. In die Auflaufform statt der Tomatensauce Gemüsebrühe geben. Diese mit verträglichen Bindemitteln andicken und zu den Rouladen servieren.

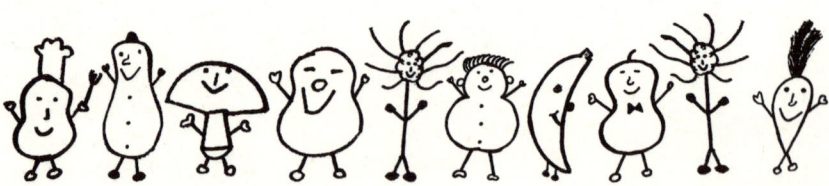

Gemüserisotto

2½ Tassen Vollreis
5 Tassen Gemüsebrühe
2 Knoblauchzehen ✗
1 gelbe Paprika ✗
1 rote Paprika ✗
½ Schmorgurke (entkernt) ✗
200 g Champignons ✗
2 mittelgroße Möhren ✗
1 Zwiebel ✗
3 EL Sonnenblumenöl
Meersalz
Gemüsebrühextrakt
250 g Sahne ✗
80 g Ziegen- oder Schafsgouda ✗
etwas glatte Petersilie

Den Reis waschen und in der Gemüsebrühe 35 – 40 Minuten garen. In der Zwischenzeit das Gemüse putzen. Die Zwiebel fein hacken, die Paprikaschoten und die Schmorgurke in kleine Würfel schneiden. Die Champignons in Scheiben und die Möhren zu Stiften hobeln. Das Sonnenblumenöl in einer großen Pfanne erhitzen und die Zwiebel darin dünsten. Paprikawürfel dazugeben und etwas salzen. Nach 5 Minuten Schmorgurke, Champignons und Möhrenstifte und durch die Presse gedrückten Knoblauch mitdünsten. Mit Gemüsebrühextrakt abschmecken. Die Sahne angießen, einmal aufkochen lassen, den Käse unterrühren und schmelzen lassen. Die Gemüsesauce unter den gekochten Reis heben und mit gehackter Petersilie bestreut servieren.

Bei Unverträglichkeit:
Das Gemüse kann je nach Geschmack und Verträglichkeit variiert werden. Statt Sahne kann Gemüsebrühe verwendet werden. Käse bei entsprechender Unverträglichkeit weglassen.

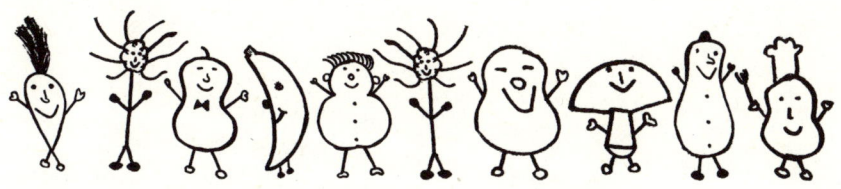

Graupen-Tomaten-Risotto

1 Zwiebel
1 Möhre
2 EL Sauerrahmbutter oder
 milchfreie Margarine
2 Knoblauchzehen
230 g Graupen
1 Lorbeerblatt
knapp 1 l Gemüsebrühe
4 Tomaten
Meersalz
40 g Ziegengouda

Die Zwiebel fein hacken. Die Möhre schälen und in kleine Würfel schneiden. Die Butter erhitzen, Zwiebel und Möhre darin dünsten. Den Knoblauch durch die Knoblauchpresse darübergeben. Graupen waschen und zusammen mit dem Lorbeerblatt dazugeben. Gemüsebrühe angießen und alles bei geringer Temperatur 30 Minuten köcheln lassen. In der Zwischenzeit die Tomaten kurz in kochendes Wasser legen, enthäuten und kleinschneiden. Zu den Graupen geben und weitere 10 Minuten garen, dabei immer gut umrühren. Mit Salz und geriebenem Käse abschmecken.

Gelbe Bohnen mit Zwiebelsauce

400 g gelbe Bohnen
500 g Kartoffeln
Meersalz
1 Rezept Zwiebelsauce (Seite 92)

Die Bohnen putzen, waschen und halbieren. Die Kartoffeln schälen und in kleine Würfel schneiden. Zusammen in Salzwasser ca. 20 Minuten garkochen. In der Zwischenzeit die Zwiebelsauce zubereiten. Bohnen und Kartoffeln gut abtropfen lassen und die Zwiebelsauce unterrühren.

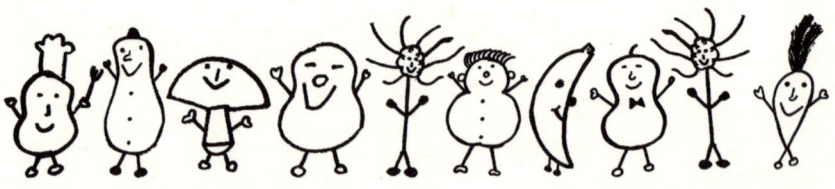

126

Ratatouille

200 g rote Paprika
200 g gelbe Paprika
400 g Zucchini
1 große Zwiebel
400 g Tomaten
5 EL Olivenöl
2 Knoblauchzehen
Meersalz
1 kleiner Zweig Rosmarin

Paprikaschoten waschen, entkernen und in grobe Stücke schneiden. Zucchini unter kaltem Wasser bürsten und ebenfalls in grobe Stücke schneiden. Zwiebel hacken. Tomaten waschen und achteln. 1 EL Olivenöl in einem Topf erhitzen und die Zwiebel darin goldgelb dünsten. Den Knoblauch durch die Presse drücken. Die Tomaten und den Knoblauch zu den Zwiebeln geben. Mit Salz abschmecken und 15 Minuten köcheln lassen. In einer Pfanne 1 EL Olivenöl erhitzen und die Paprikawürfel darin schmoren. Dann die Paprika aus der Pfanne nehmen, wieder 1 EL Öl darin erhitzen und die Zucchiniwürfel schmoren; leicht salzen. Danach beides zu den Tomaten geben. Rosmarinzweig dazugeben und das Ratatouille solange köcheln lassen, bis es gar ist.

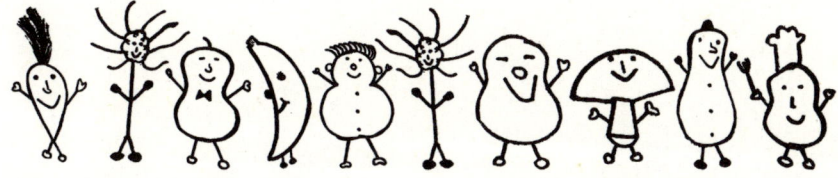

Gemüsetorte

1 Rezept würziger Mürbeteig
(Seite 157)
Öl für die Form

Für die Füllung:
1 Zwiebel ✗
1 rote Paprika ✗
1 gelbe Paprika ✗
1 mittelgroße Möhre ✗
1 Zucchini ✗
50 g Champignons ✗
etwas Sonnenblumenöl
Meersalz
Gemüsebrühextrakt
200 g Brokkoli ✗
1 Rezept Béchamelsauce (Seite 90)
1 Handvoll Sonnenblumenkerne
80 g Schafsgouda ✗

Den Mürbeteig herstellen und
30 Minuten ruhen lassen. Eine
Springform mit einem Durchmesser
von 26 cm mit Öl einfetten, den
Mürbeteig ausrollen, in die Form
legen und einen Rand hochdrücken.
Den Boden einige Male mit einer
Gabel einstechen. Im vorgeheizten
Ofen bei 220° C 15 – 20 Minuten
vorbacken. In der Zwischenzeit die
Zwiebel fein hacken, Paprika in

Würfel schneiden, die Möhre und
die Zucchini zu Stiften hobeln und
die Champignons in Scheiben
schneiden. Das Öl erhitzen und
Zwiebel und Paprikawürfel 5 Minuten dünsten. Mit Salz und Gemüsebrühextrakt würzen. Danach Möhre, Champignons und Zucchini
zugeben und so lange mitdünsten,
bis das Gemüse gar ist, aber noch
Biß hat. Brokkoli putzen, in kleine
Röschen teilen und in Salzwasser
5 Minuten garen. Danach gut abtropfen lassen. Die Béchamelsauce
zubereiten. Gemüsemasse, Brokkoliröschen und Sonnenblumenkerne
auf dem vorgebackenen Boden verteilen, Béchamelsauce darübergeben
und mit dem Käse bestreuen.
Wieder in den Ofen schieben und
weitere 10 Minuten backen.

Bei Unverträglichkeit:
Die Gemüsezusammenstellung
kann nach Geschmack und
Verträglichkeit variiert werden.
Die Gemüsetorte läßt sich auch
ohne Zwiebel und Käse zuberei-
ten.

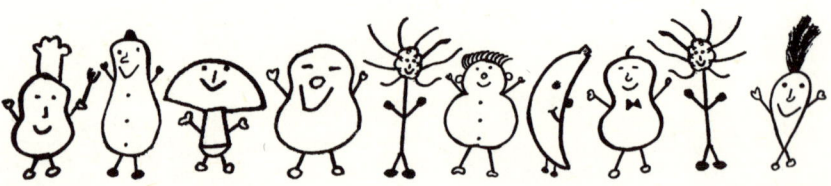

Gemüsepizza

*120 g tiefgefrorener oder
    200 g frischer Spinat
1 kleiner Brokkoli
100 g Champignons
1 rote Paprika
1 gelbe Paprika
1 mittelgroße Zucchini
etwas Sonnenblumenöl
Meersalz
Öl für das Blech
1 Rezept Hefeteig (Blitzteig) oder
    Pizzateig (Seite 158)
1 Rezept Tomatensauce (Seite 90)
150 g Schafskäse (Feta)
120 g Ziegengouda*

Tiefgefrorenen Spinat auftauen lassen bzw. frischen Spinat 2 – 3 Minuten blanchieren. Brokkoli waschen, putzen und in Salzwasser bißfest vorgaren. Die Champignons waschen und in dünne Scheiben schneiden. Die Paprikaschoten waschen, entkernen und in kleine Stücke schneiden. Die Zucchini unter kaltem Wasser bürsten und ebenfalls in kleine Stücke schneiden. Paprika und Zucchini in Sonnenblumenöl leicht vordünsten, dabei etwas salzen. Ein Backblech mit etwas Öl einfetten und den Hefeteig darauf verteilen. Die Tomatensauce und die Zucchini-Paprikamischung daraufgeben. Darauf den Spinat und die Champignons verteilen. Zuletzt die Brokkoliröschen daraufsetzen. Den Fetakäse in dünne Scheiben schneiden und auf die Pizza geben. Mit geriebenem Ziegengouda bestreuen und bei 200° C ca. 20 Minuten backen.

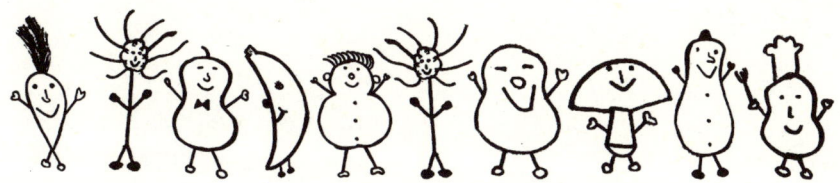

Schmorgurkengemüse

600 g Schmorgurken
200 g Champignons
2 Lauchzwiebeln
2 EL Sauerrahmbutter oder
    milchfreie Margarine oder
    Sonnenblumenöl
Meersalz
Gomasio
2 – 3 EL Vollkornmehl (oder anderes
    Bindemittel)
200 g Gemüsebrühe
2 Tomaten
125 ml Sahne
50 g Schafsgouda

Die Schmorgurken schälen, mit
einem Löffel entkernen und in
kleine Würfel schneiden. Die Champignons und die Lauchzwiebeln
putzen und in Scheiben bzw. Ringe
schneiden. Die Butter in einer
Pfanne schmelzen lassen und die
Lauchzwiebeln darin 3 Minuten
dünsten. Schmorgurken und
Champignons dazugeben und mitdünsten. Mit Salz und Gomasio
würzen. In der Zwischenzeit die
Tomaten mit heißem Wasser überbrühen, enthäuten und würfeln.

Wenn das Gemüse gar ist, das Vollkornmehl darüberstreuen, gut verrühren und das Ganze mit Sahne
und Gemüsebrühe auffüllen. Die
Tomatenwürfel unterheben und
kurz erwärmen. Den geriebenen
Käse unterheben.

Tip: Schmeckt gut zu Kartoffel-
püree (Seite 103).

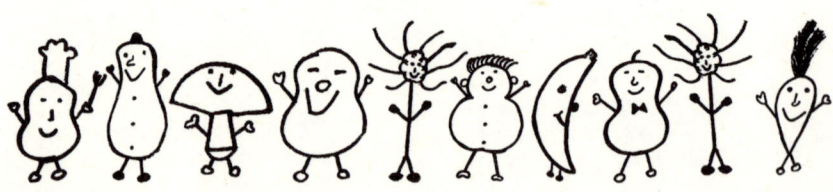

Paprikaschoten mit Hirsefüllung

1 große Zwiebel
4 EL Sonnenblumenöl
180 g Goldhirse
400 ml Gemüsebrühe
150 g Schafsgouda
1 großes Bund glatte Petersilie
Meersalz
2 rote Paprika
1 gelbe Paprika
Öl zum Einfetten der Form
Flöckchen von Sauerrahmbutter
*   oder milchfreier Margarine*

Die Zwiebel schälen und fein würfeln. Das Öl erhitzen und die Hirse unter Rühren kurz andünsten. Zwiebeln dazugeben und 5 Minuten mitdünsten. Die Gemüsebrühe angießen und das Ganze bei geringer Temperatur 25 Minuten im geschlossenen Topf garen. Danach weitere 10 Minuten bei ausgeschalteter Platte quellen lassen. 100 g des geriebenen Käses und die gehackte Petersilie unterheben. Eventuell mit etwas Salz abschmecken. Die Paprikaschoten waschen, längs halbieren und das Kerngehäuse herausschnei-

den. Die Hälften von innen leicht salzen. Die Hirsemischung in die Paprikahälften füllen, mit dem restlichen Käse bestreuen und in eine gefettete Auflaufform geben. Butterflöckchen daraufgeben und bei 200° C 35 Minuten backen. Nach 20 Minuten abdecken, da der Käse sonst zu stark bräunt.

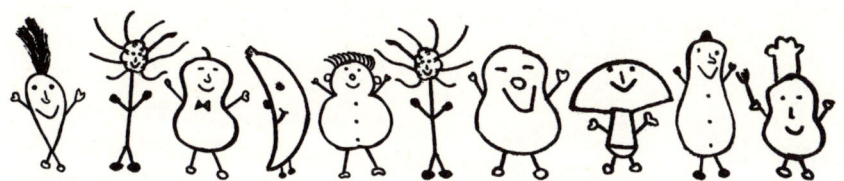

Paprikaschoten mit Reisfüllung

230 g Naturreis
2 gelbe Paprika ✗
2 rote Paprika ✗
Meersalz
1 Zwiebel ✗
2 Möhren ✗
1 Zucchini ✗
100 g Champignons ✗
etwas Sonnenblumenöl
Gemüsebrühextrakt
80 g Ziegengouda
Fett für die Form

Den Reis waschen und in der doppelten Menge leicht gesalzenem Wasser in 30 – 40 Minuten garen. Die Paprikaschoten waschen, längs halbieren und das Kerngehäuse herausschneiden. Die Schoten von innen leicht salzen. Die Zwiebel fein hacken, die Möhren schälen und raffeln, Zucchini waschen und in kleine Würfel schneiden, die Champignons putzen und grob hacken. Etwas Sonnenblumenöl in einer Pfanne erhitzen, die Zwiebel darin goldgelb dünsten, geraffelte Möhren, Zucchini und Champignons dazugeben und bißfest garen. Mit

Salz und Gemüsebrühextrakt würzen. Erst den gekochten Reis und anschließend den geriebenen Käse unterheben. Die Paprikaschoten damit füllen, in eine gefettete Auflaufform setzen und abdecken. Bei 200° C 45 Minuten garen, dann weitere 10 Minuten ohne Alufolie garen.

Bei Unverträglichkeit:
Die Gemüsezusammenstellung kann je nach Geschmack und Verträglichkeit variiert werden.

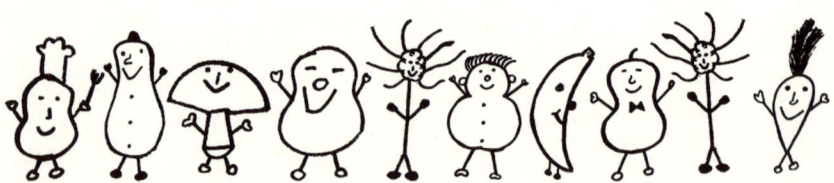

Paprikaschoten mit Grünkernfüllung

280 g Grünkern
500 ml Wasser
1 Lorbeerblatt
1 gehäufter TL Gemüsebrühextrakt
80 g Ziegen- oder Schafsgouda
etwas Schnittlauch
1 Zwiebel
30 g geschälte und gehackte
   Mandeln
Meersalz
2 gelbe Paprika
2 rote Paprika

Für die Sauce: ✗
2 Tomaten
200 g Möhren
250 ml Gemüsebrühe
2 EL Crème fraîche

Grünkern waschen und mit dem Wasser, dem Lorbeerblatt und dem Gemüsebrühextrakt zum Kochen bringen. Anschließend auf kleiner Flamme bei geschlossenem Deckel in ca. 45 Minuten garkochen. Weitere 15 Minuten auf ausgeschalteter Herdplatte nachquellen lassen. Käse reiben, Schnittlauch in Röllchen schneiden und Zwiebel würfeln. Zusammen mit den gehackten Mandeln zum Grünkern geben, gut durchmischen, eventuell noch nachsalzen. Die Paprikaschoten waschen, halbieren, Kerne entfernen und von innen leicht salzen. Mit der Grünkernmasse füllen. Die Schoten in eine Auflaufform geben. Die Tomaten kurz mit heißem Wasser überbrühen und häuten. Anschließend würfeln. Die Möhren ebenfalls würfeln. Gemüsebrühe in die Auflaufform gießen und Möhren und Tomaten in die Brühe geben. Bei 200° C 45 – 50 Minuten garen. Danach die Paprikaschoten vorsichtig aus der Form nehmen, die Brühe mit dem Pürierstab pürieren und die Crème fraîche unterziehen.

Bei Unverträglichkeit:
Ohne die Sauce zubereiten, wenn Möhren und/oder Tomaten nicht vertragen werden. Dann aber die Auflaufform einfetten.

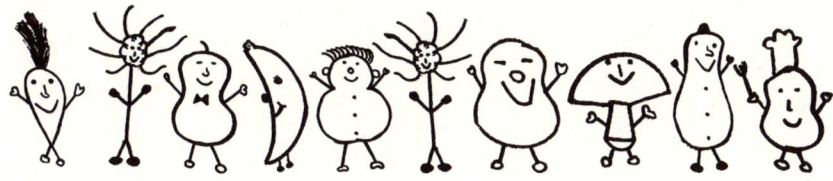

Auberginen mit Champignonfüllung

4 Auberginen (je 300 – 350 g)
Fett für das Blech
8 EL Sonnenblumenöl
3 EL Sesam
700 g Champignons
1 – 2 EL Sonnenblumenöl
Meersalz
eventuell Gemüsebrühextrakt
2 EL Vollkornmehl (oder anderes
    Bindemittel)
125 ml Sahne, Soja- oder
    Schafsmilch
8 Scheiben Ziegengouda

Die Auberginen waschen, Stielansatz entfernen und längs halbieren. Auf ein gefettetes Backblech legen, jeweils mit 1 EL Öl einpinseln und mit Sesam bestreuen. Im Backofen bei 180° C 20 Minuten vorgaren. Danach etwas abkühlen lassen, das Fruchtfleisch herauslösen, ohne dabei die Schale zu beschädigen. Das Fruchtfleisch fein hacken. Die Champignons putzen und blättrig schneiden. In Sonnenblumenöl dünsten, bis sie zusammengefallen sind. Dann das gehackte Auberginenfruchtfleisch dazugeben und mit Salz und Gemüsebrühextrakt

würzen. Das Ganze 2 – 3 Minuten dünsten. Das Mehl darüberstäuben, gut verrühren und die Sahne zugeben. Einmal kurz aufkochen lassen und vom Herd nehmen. Eventuell nachwürzen. Die Auberginen-Champignon-Masse in die Auberginenschalen füllen, jeweils mit einer Scheibe Käse belegen und bei 180° C 10 Minuten überbacken.

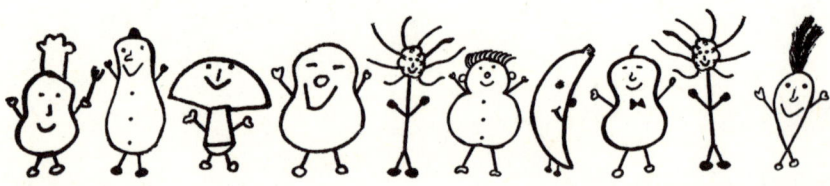

Zucchini mit Champignonfüllung

6 kleine Zucchini
Meersalz
220 g Champignons
2 Frühlingszwiebeln
2 EL Sonnenblumenöl
Gemüsebrühextrakt
1 Knoblauchzehe
3 EL Sahne
60 g Pecorino oder Ziegengouda

Die Zucchini waschen und abbürsten. Die ganzen Früchte in
kochendem Salzwasser 5 – 10 Minuten vorgaren. Abtropfen und abkühlen lassen. Danach die Zucchini
der Länge nach halbieren und das
Fruchtfleisch mit einem kleinen
Löffel herauslösen, so daß ein Rand
von ca. 1 cm stehenbleibt. Das Innere der Zucchinihälften etwas salzen.
Die Champignons waschen, putzen
und grob hacken und die Frühlingszwiebeln in dünne Ringe schneiden.
Das Öl in der Pfanne erhitzen
und die Frühlingszwiebeln darin
5 Minuten dünsten, die Champignons und das gehackte Zucchini-
fleisch dazugeben und mit Salz und
Gemüsebrühextrakt würzen. Den

Knoblauch durch die Knoblauchpresse drücken. Über das Gemüse
geben. Die Sahne unterrühren und
so lange köcheln lassen, bis die
Champignons gar sind. In der
Zwischenzeit den geriebenen Käse
in die ausgehöhlten Zucchinihälften
geben, anschließend die Champignonmasse darin verteilen. Im
Backofen auf einem gefetteten Blech
oder in einer gefetteten Auflaufform
bei 200° C 15 – 20 Minuten überbacken.

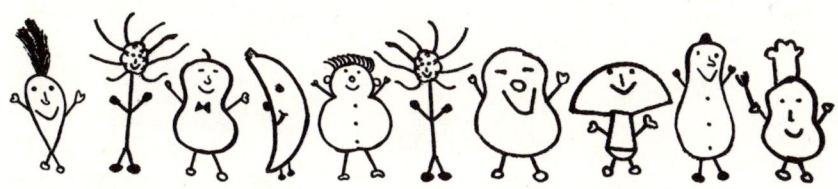

Zucchini mit Schafskäsefüllung

6 kleine Zucchini
Meersalz
1 Zwiebel
1 Knoblauchzehe
½ rote Paprika
150 g Champignons
2 EL Sonnenblumenöl
50 g Schafskäse (Feta)
1 EL Vollkornmehl (oder anderes
  Bindemittel)
eventuell 2 EL Sahne oder
  Gemüsebrühe
12 Scheiben Schafsgouda ✗
1 Rezept Tomatensauce (Seite 90) ✗

Die Zucchini waschen und abbürsten. Die ganzen Früchte in kochendem Salzwasser 5 – 10 Minuten vorgaren. Abtropfen und abkühlen lassen. Danach die Zucchini der Länge nach halbieren und das Fruchtfleisch mit einem kleinen Löffel herauslösen, so daß ein Rand von ca. 1 cm stehenbleibt. Das Innere der Zucchinihälften etwas salzen. Die Zwiebel fein hacken und den Knoblauch durch die Presse drücken. Paprika und Champignons waschen, putzen und in kleine Würfel schneiden bzw. grob hacken. Das Zucchinifruchtfleisch grob zerkleinern und den Fetakäse in Würfel schneiden. Die Zwiebel in Sonnenblumenöl dünsten, Paprikawürfel, Knoblauch, Zucchinifruchtfleisch und Champignons dazugeben und 5 – 10 Minuten garen. Leicht salzen. Das Vollkornmehl und den Fetakäse unterheben und unter Rühren ganz auflösen. Wenn die Masse zu dick sein sollte, noch etwas Sahne oder Gemüsebrühe dazugeben. Die Zucchinihälften füllen. In eine Auflaufform zunächst die Tomatensauce geben, die Zucchinihälften daraufsetzen und jeweils mit einer Käsescheibe belegen. Im vorgeheizten Backofen ca. 20 Minuten bei 200° C überbacken.

Bei Unverträglichkeit:
Ohne Tomatensauce zubereiten,
dann aber die Form einfetten.
Kann auch ohne Schafsgouda
überbacken werden.

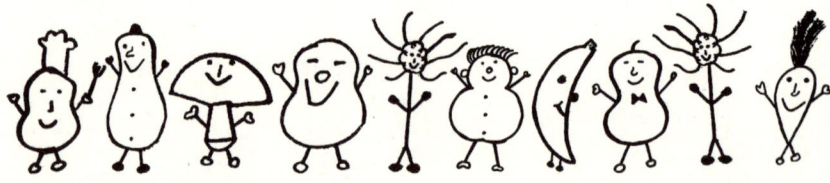

Gefüllte Champignons B

600 g große Champignons
etwas Öl für die Form
Meersalz
2 Lauchzwiebeln ✗
1 kleine Zucchini
¾ rote Paprika
80 g Tofu
etwas gehackte glatte Petersilie
3 EL Sonnenblumenöl
1 – 2 Knoblauchzehen ✗
4 Scheiben Sesamknäckebrot
80 g Ziegengouda

Die Champignons putzen, dabei die Stiele entfernen, fein hacken und beiseite stellen. Die Köpfe mit der hohlen Seite nach oben in eine gefettete Auflaufform legen und leicht salzen. Das Gemüse waschen und putzen, die Lauchzwiebeln in feine Ringe, Paprika, Zucchini und Tofu in kleine Würfel schneiden und die Petersilie fein hacken. Das Öl in einer Pfanne erhitzen, Gemüse mit gehackten Champignonstielen, Tofu, Salz und Knoblauch ca. 8 Minuten dünsten. Das Knäckebrot in eine Plastiktüte geben und mit dem Nudelholz zu Bröseln zerdrücken. Das Gemüse vom Herd nehmen, den geriebenen Käse, die Knäckebrotbrösel und die Petersilie unterheben und abschmecken. In die Champignonköpfe füllen und bei 200° C 15 – 20 Minuten überbacken.

B: *Für die Basisdiät Lauchzwiebeln und Knoblauch weglassen.*

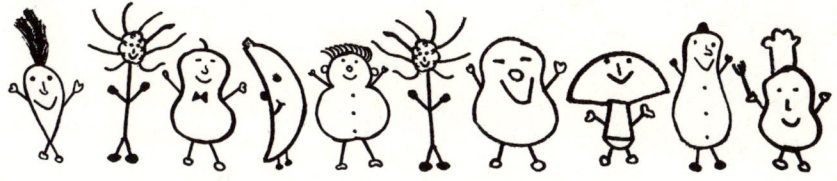

Nudelgerichte

Spinatlasagne

2 Rezepte Tomatensauce (Seite 90)
1 große Zwiebel
600 g gefrorener Blattspinat
  oder 1 kg frischer Spinat
2 EL Sauerrahmbutter oder
  milchfreie Margarine oder
3 EL Sonnenblumenöl
3 Knoblauchzehen
Meersalz
Gemüsebrühextrakt
eventuell 2 – 3 EL Wasser
250 g Sahne
200 g Crème fraîche
gut 2 Meßlöffel Biobin oder
  Pfeilwurzelstärke
ca. 8 eifreie Lasagneplatten
  (nicht vorgekocht)
100 g Ziegengouda

Die Tomatensauce nach Rezept
herstellen. Die Zwiebel und den
Blattspinat fein hacken. Die Butter
in einer großen Pfanne zerlassen
bzw. das Sonnenblumenöl erhitzen
und die Zwiebel darin dünsten. Den
Spinat dazugeben. Den Knoblauch
durch die Presse drücken. Den
Spinat mit Salz, Gemüsebrühextrakt
und durchgedrücktem Knoblauch
würzen. Eventuell noch 2 – 3 EL
Wasser dazugeben und 5 – 10 Minuten unter gelegentlichem Rühren
köcheln lassen. Mit der Sahne auffüllen. Crème fraîche und Biobin
verrühren und ebenfalls unter den
Spinat geben. Noch einmal aufkochen lassen und abschmecken.
In eine Auflaufform schichtweise
Tomatensauce, Spinatsauce und
Lasagneplatten füllen. Die unterste
Schicht sollte aus Tomatensauce und
die letzte, oberste Schicht aus
Spinatsauce bestehen. Den geriebenen Käse darüberstreuen, mit
Alufolie abdecken und 25 Minuten
bei 200° C backen. Die Alufolie
abnehmen und weitere 10 Minuten
überbacken.

Tip: Die Lasagneplatten müssen
nicht vorgekocht werden, da sie
durch die lange Backzeit auch gar
werden.

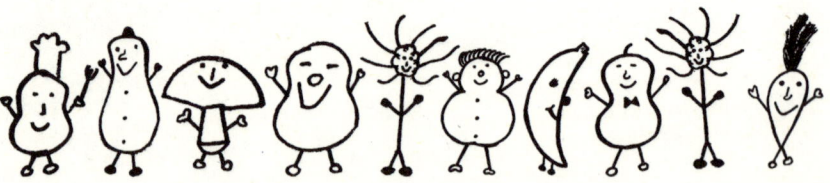

Cannelloni mit Gemüsefüllung

150 g rote Paprika ✗
300 g Zucchini ✗
150 g Champignons ✗
2 Möhren ✗
etwas Öl
20 g geschälte und
  geraspelte Mandeln
Meersalz
Gemüsebrühextrakt
1½ EL Crème fraîche
1 Meßlöffel Biobin
16 Cannelloni ohne Ei
  (nicht vorgekocht)
1 Rezept Tomatensauce (Seite 90) ✗
1 Rezept Béchamelsauce (Seite 90)
75 g Ziegengouda
Flöckchen von Sauerrahmbutter
  oder milchfreier Margarine

Paprika halbieren, entkernen, waschen und in kleine Würfel schneiden. Zucchini ebenfalls in kleine Würfel schneiden. Die Champignons putzen und grob hacken. Die Möhren schälen und grob raspeln. Öl in einer Pfanne erhitzen, Paprika darin 5 Minuten dünsten. Restliches Gemüse dazugeben und weitere 10 Minuten garen. Die Mandeln dazugeben und mit Salz und Gemüsebrühextrakt abschmecken. Crème fraîche und Biobin verrühren und unter das Gemüse rühren. Nachdem die Gemüsemasse etwas abgekühlt ist, die Cannelloni damit füllen. Tomaten- und Béchamelsauce zubereiten, Tomatensauce in eine Auflaufform geben, die Cannelloni hineinlegen und die Béchamelsauce darüber verteilen. Mit dem Käse bestreuen, Butterflocken daraufgeben und bei 250° C ca. 35 Minuten überbacken. Wenn der Käse zu sehr bräunt, die Auflaufform mit Alufolie abdecken.

Bei Unverträglichkeit:
Das Gemüse kann je nach Geschmack und Verträglichkeit variiert werden. Bei entsprechender Unverträglichkeit auch ohne Tomatensauce zubereiten, dann aber etwas Gemüsebrühe angießen.

Tip: Die Cannelloni müssen nicht vorgekocht werden, da sie durch die lange Backzeit auch gar werden.

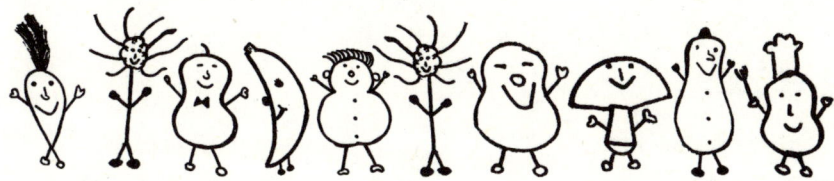

Cannelloni mit Spinatfüllung

1 Zwiebel
600 g gefrorener Blattspinat oder
    1 kg frischer Spinat oder Mangold
1 EL Sauerrahmbutter oder
    milchfreie Margarine
100 g Champignons
2 – 3 EL Wasser
2 Knoblauchzehen
Meersalz
Gemüsebrühextrakt
4 EL Crème fraîche
2 Meßlöffel Biobin
20 g geschälte und gehackte
    Mandeln
16 Cannelloni ohne Ei
    (nicht vorgekocht)
1 Rezept Tomatensauce (Seite 90)
1 Rezept Béchamelsauce (Seite 90)
75 g Ziegengouda
Flöckchen von Sauerahmbutter oder
    milchfreier Margarine

Die Zwiebel fein hacken. Den Blattspinat ebenfalls fein hacken. Die
Butter in einer Pfanne zerlassen und
die Zwiebel darin dünsten. Die
Champignons grob hacken. Den
Spinat und die Champignons zu den
Zwiebeln geben. 2 – 3 EL Wasser
dazugeben. Den Knoblauch durch
die Presse drücken und das Gemüse

mit Salz, Knoblauch und Gemüsebrühextrakt abschmecken. Das
Ganze einmal aufkochen und
5 – 10 Minuten unter gelegentlichem
Rühren köcheln lassen. Crème
fraîche und Biobin verrühren und
mit den Mandeln unter den Spinat
rühren. Noch einmal aufkochen
lassen. Nachdem die Gemüsemasse
etwas abgekühlt ist, die Cannelloni
damit füllen. Tomaten- und Béchamelsauce zubereiten, Tomatensauce
in eine Auflaufform geben, die
Cannelloni hineinlegen und die
Béchamelsauce darüber verteilen.
Mit dem Käse bestreuen, Butterflöckchen daraufgeben und bei
250° C ca. 35 Minuten überbacken.
Wenn der Käse zu sehr bräunt, die
Auflaufform mit Alufolie abdecken.

*Variation: Statt der Champi-
gnons und der Mandeln ½ Tasse
Quinoa mit 1 Tasse Wasser
15 Minuten garkochen und
unter den Spinat rühren.*

*Tip: Die Cannelloni müssen nicht
vorgekocht werden, da sie
durch die lange Backzeit auch
gar werden.*

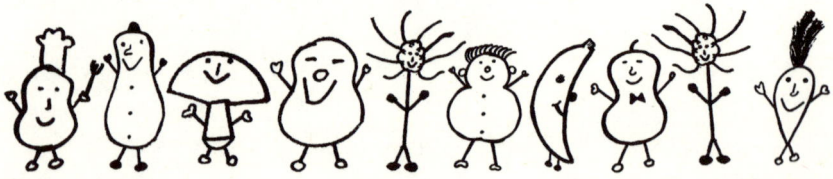

Nudelauflauf

2 Möhren ✗
2 Zucchini
100 g Champignons
1 Brokkoli
350 – 400 g Hirsenudeln
1 Zwiebel ✗
Sonnenblumenöl zum Dünsten
Meersalz
250 g Sahne ✗
1 Handvoll Sonnenblumenkerne
80 g Ziegengouda ✗

Die Möhren schälen. Zucchini und
Möhren zu Stiften hobeln. Die
Champignons und den Brokkoli
putzen und in Scheiben schneiden
bzw. in kleine Röschen teilen. Den
Brokkoli in Salzwasser bißfest vorgaren. Die Nudeln ebenfalls in Salzwasser garkochen. Die Zwiebel
abziehen, fein hacken und in Sonnenblumenöl goldgelb dünsten.
Die Zucchini- und Möhrenstifte
dazugeben und 5 Minuten mitdünsten. Mit Meersalz abschmecken.
Sonnenblumenkerne und Champignons dazugeben und so lange
garen, bis die Champignons zusammengefallen sind. Die Sahne
angießen und noch einmal auf-

kochen lassen. Gegarte Nudeln und
Gemüsesauce gut vermischen, in
eine Auflaufform füllen, Brokkoliröschen darauf verteilen, mit dem
Käse bestreuen und bei 200° C
15 – 20 Minuten überbacken.

Bei Unverträglichkeit:
*Der Auflauf kann auch ohne
Zwiebeln und Möhren zubereitet
werden. Statt dessen dann drei
kleingeschnittene Zucchini
verwenden. Die Sahne läßt sich
auch durch 200 ml Gemüsebrühe
ersetzen. Bei entsprechender
Unverträglichkeit ohne Käse
überbacken.*

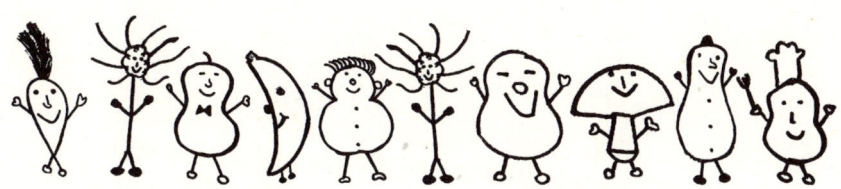

Getreidegerichte

Getreidekochen im Überblick

Die angegebenen Mengen beziehen sich jeweils auf 200 g Getreide

Getreidesorte	Flüssig-keits-menge in ml	Kochzeit in Minuten	Nachquell-zeit in Minuten	Tips
Polenta (feiner Maisgrieß)	600	5	10	unter Rühren kochen Flüssigkeitsmenge nach gewünschter Konsistenz wählen
Kukuruz (grober Maisgrieß)	800	10	20	
Dinkelgraupen	500	15	5	
Gerstengraupen	550	30	15	
Buchweizen	350	15	5	vor dem Kochen heiß abspülen
Quinoa	500	15	10	vor dem Kochen heiß abspülen
Hirse	500	20	15	vor dem Kochen heiß abspülen
Langkornreis	500	25 – 35	15	
Amaranth	450	30	15	
Grünkern	500	30	15	
Dinkel / Weizen	400	45	15	10 Stunden oder über Nacht einweichen

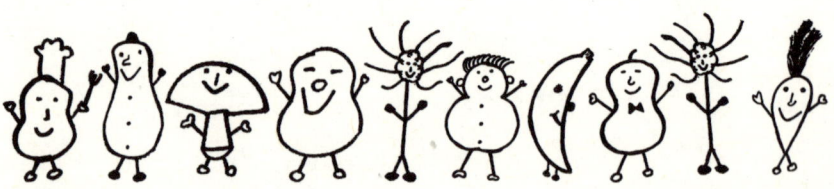

Hirse-Grundrezept **B**

250 g Goldhirse
gut 600 ml Gemüsebrühe

Die Hirse heiß überbrühen. Dazu
die Hirse in ein Sieb geben und
heißes Wasser ca. 2 Minuten darüberlaufen lassen. Dann 5 Minuten
in der Gemüsebrühe kochen. Bei
geringer Temperatur 25 – 30 Minuten ausquellen lassen.

*Tip: Als Beilage zu gedünstetem
Gemüse oder zu einer Gemüsepfanne (Seite 121) servieren.*

Hirsepuffer

100 g Goldhirse
250 ml Gemüsebrühe
1 Zwiebel
1 Knoblauchzehe
20 g Sonnenblumenkerne
1 gestrichener EL Sojamehl
½ Bund glatte Petersilie
Meersalz
Kokosfett zum Ausbacken

Die Hirse heiß waschen, in die
kochende Gemüsebrühe geben und
anschließend bei geringer Temperatur 25 Minuten garen. Die Zwiebel
und den Knoblauch hacken und
unter die Hirse rühren. Mit dem
Pürierstab zerkleinern. Die Sonnenblumenkerne ohne Fett in einer
Pfanne rösten und die Petersilie
hacken. Beides zur Hirse geben.
Alles, auch das Sojamehl, gut miteinander vermengen, mit Meersalz
abschmecken und nochmals
30 Minuten ziehen lassen. Acht
flache Puffer formen und in Kokosfett goldgelb ausbacken.

*Tip: Dazu paßt ein Rohkostteller
und Tomaten- oder Champignon-
rahmsauce (Seite 90 und 91).*

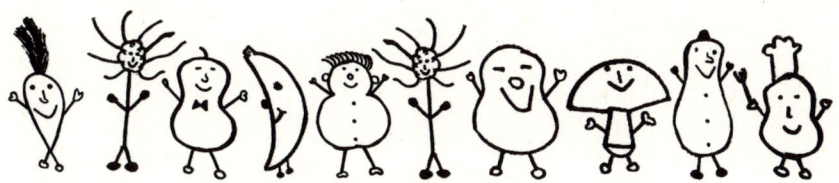

Hirsotto

1 Zwiebel ✗
5 EL Sonnenblumenöl
250 g Goldhirse
1 Knoblauchzehe ✗
gut 600 ml Gemüsebrühe
300 g Zucchini ✗
300 g Möhren ✗
300 g Tomaten ✗
3 EL Crème fraîche
etwas frisches Basilikum
2 EL Sonnenblumenkerne
50 g Ziegengouda
Meersalz
verträgliches Fett für die Form

Die Zwiebel fein hacken.
3 EL Sonnenblumenöl in einem
Topf erhitzen und die Zwiebel darin
dünsten. Die Hirse heiß waschen,
dazugeben und unter Rühren mitdünsten. Die Knoblauchzehe durch
die Knoblauchpresse drücken und
dazugeben. Mit Gemüsebrühe
auffüllen, 5 Minuten kochen lassen,
dann 25 Minuten bei sehr geringer
Hitze quellen lassen. In der Zwischenzeit das Gemüse putzen, die
Möhren schälen und in dünne Stifte
hobeln (mit einem Gemüsehobel),
Zucchini ebenfalls in Stifte hobeln.

Die Tomaten in kleine Würfel
schneiden. Das Gemüse in einer
Pfanne in 2 EL Sonnenblumenöl ca.
5 Minuten dünsten. Etwas salzen.
Crème fraîche und gehacktes Basilikum unterziehen und einmal kurz
erhitzen. Die Sonnenblumenkerne
und die Gemüsemischung unter
die gequollene Hirse und den Käse
rühren. In eine gefettete Auflaufform geben und bei 200° C
25 Minuten überbacken.

*Variante: Statt Möhren und
Tomaten eine rote Paprikaschote
und 300 g vorgegarten Brokkoli
verwenden.*

Bei Unverträglichkeit:
*Gemüse je nach Verträglichkeit
auswählen. Sehr lecker schmeckt
auch die Kombination Champignons, Zucchini und Brokkoli
(jeweils 300 g).*

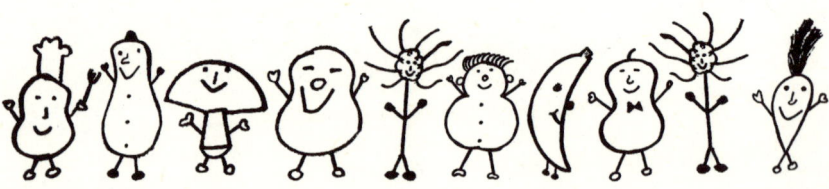

Haferfrikadellen

Für 9 – 10 Stück

300 ml Gemüsebrühe
1 TL Basilikum
140 g grob geschroteter Hafer
100 g Lauchzwiebeln oder
*   Frühlingszwiebeln*
150 g Möhren
250 g Tofu
2 EL Gomasio
1 Knoblauchzehe
Meersalz
etwas Sonnenblumenöl oder
*   ungehärtetes Kokosfett*

Die Gemüsebrühe mit dem Basilikum zum Kochen bringen. Den Hafer einrühren und 5 Minuten auf kleiner Flamme mit geschlossenem Deckel köcheln lassen. Danach die Herdplatte ausschalten und weitere 20 Minuten nachquellen lassen. In der Zwischenzeit die Lauch- bzw. Frühlingszwiebeln waschen und in sehr dünne Ringe schneiden, die Möhren schälen und raffeln. Den Tofu waschen und zusammen mit Lauch, Möhren und Gomasio zum Hafer geben. Mit dem Pürierstab vermengen. Mit der durchgedrückten Knoblauchzehe und Salz abschmecken.
Mit nassen Händen Frikadellen formen und in der Pfanne in etwas Sonnenblumenöl backen.

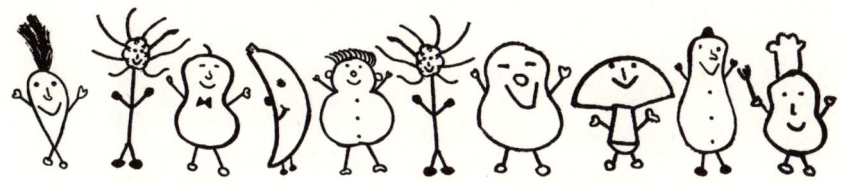

Quinoabratlinge

Für 10 – 12 Stück

100 g Quinoa
Meersalz
50 g Sauerrahmbutter oder
  milchfreie Margarine
2 Zwiebeln
2 EL Vollkornmehl (oder anderes
  Bindemittel)
125 ml Wasser
100 g geschälte und gemahlene
  Mandeln
100 g gemahlene Pinienkerne
1 EL gehackte glatte Petersilie
eventuell Gemüsebrühextrakt
etwas ungehärtetes Kokosfett zum
  Ausbacken

Quinoa in einem Sieb unter fließendem heißem Wasser gut waschen.
Dann in 375 ml leicht gesalzenem
Wasser bei geringer Temperatur und
geschlossenem Deckel 15 Minuten
köcheln lassen. Danach noch
10 Minuten auf ausgeschalteter

Herdplatte nachquellen lassen. In
der Zwischenzeit die Butter in einer
kleinen Pfanne schmelzen lassen
und die fein gehackte Zwiebel darin
goldgelb dünsten. Das Mehl darüberstreuen, gut verrühren und
anschließend mit 125 ml Wasser
ablöschen. Quinoa, gedünstete
Zwiebel, Mandeln, Pinienkerne und
Petersilie in einer Schüssel vermengen, mit Salz und eventuell etwas
Gemüsebrühextrakt abschmecken.
Bratlinge formen und im Kokosfett
von beiden Seiten goldbraun ausbak-
ken.

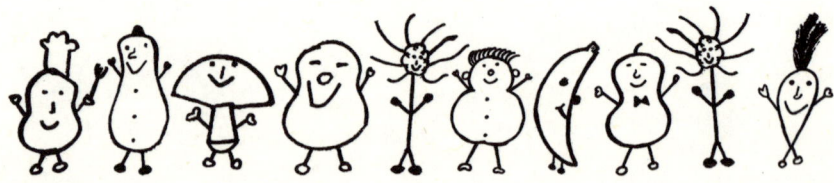

Maisgrießklößchen auf Gemüseragout **B**

knapp 450 ml Wasser
½ TL Meersalz
150 g Maisgrieß (Polenta)
350 g Brokkoli
100 ml Brokkolikochwasser
400 g Zucchini
250 g Champignons
2 EL Sonnenblumenöl
Meersalz
2 TL Pfeilwurzelstärke
8 Scheiben Ziegengouda ✗
einige Flöckchen Sauerrahmbutter
oder milchfreie Margarine ✗

Das Wasser zusammen mit dem Salz aufkochen und den Maisgrieß mit dem Schneebesen langsam einrühren, so daß sich keine Klümpchen bilden. Auf kleiner Flamme 30 Minuten quellen lassen. Für das Gemüseragout den Brokkoli in Röschen teilen, waschen und in Salzwasser bißfest vorgaren. Das Brokkolikochwasser auffangen. Zucchini bürsten und waschen und in kleine Würfel schneiden, die Champignons putzen und in Scheiben schneiden. Das Sonnenblumenöl in einer Pfanne erhitzen und die Zucchini darin 2 Minuten dünsten, dann die Champignons dazugeben, salzen und so lange mitdünsten, bis sie zusammengefallen sind. Das Brokkolikochwasser dazugießen und die Pfeilwurzelstärke einrühren. Noch einmal aufkochen lassen und dann vom Herd nehmen. Das Gemüseragout mit dem Brokkoli in eine Auflaufform füllen. Aus dem Maisgrießbrei mit zwei Teelöffeln oder mit nassen Händen kleine Klößchen formen, auf das Gemüse setzen, Käsescheiben und Butterflöckchen darüber verteilen und bei 180° C 15 – 20 Minuten überbacken.

Variante: Unter den warmen Maisgrießbrei können Sie noch 40 g geriebenen verträglichen Käse mischen.
Für das Gemüseragout können Sie auch andere Gemüsekombinationen wählen (siehe auch Gemüsepfanne Seite 121).

B: *Für die Basisdiät keine Sauerahmbutter verwenden und den Ziegengouda weglassen.*

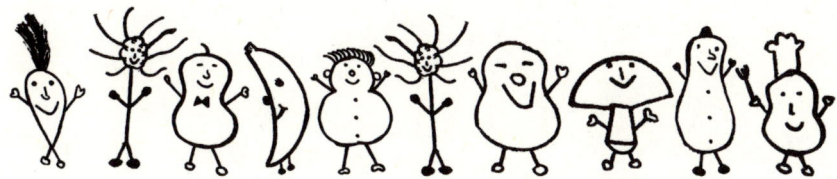

Polentaplätzchen mit Gesicht

Für 12 Stück

1 l Gemüsebrühe
250 g Maisgrieß (Polenta)
80 g Ziegengouda ✗
Fett für das Backblech
Sesamsamen, geschälte Mandeln,
  Kürbiskerne,
  Sonnenblumenkerne,
  ungeschwefelte Rosinen,
  Pinienkerne o. ä. zum Garnieren
Flöckchen von Sauerrahmbutter
  oder milchfreier Margarine

Die Gemüsebrühe aufkochen und den Maisgrieß mit dem Schneebesen langsam einrühren. Bei milder Hitze 5 Minuten köcheln lassen. Dabei immer gut rühren, damit der Maisbrei nicht anbrennt. Anschließend den geriebenen Käse unterrühren und ca. 15 Minuten quellen lassen. Auf einem mit kaltem Wasser abgespültem Backblech 1 cm dick ausstreichen und 2 – 3 Stunden abkühlen und ausquellen lassen. Mit einer Ausstechform mit einem Durchmesser von ca. 10 cm Kreise ausstechen, auf ein gefettetes Backblech legen und anschließend garnieren. Als Haare Sesamsamen daraufstreuen, den Mund mit Pinienkernen oder Kürbiskernen legen, als Nase einige Sonnenblumenkerne oder eine abgezogene Mandel und als Augen Rosinen verwenden. Flöckchen von Sauerrahmbutter oder milchfreier Margarine daraufsetzen und bei 175° C im Backofen 10 – 20 Minuten backen.

Bei Unverträglichkeit:
Bei entsprechender Unverträglichkeit die Polenta ohne den geriebenen Käse zubereiten.

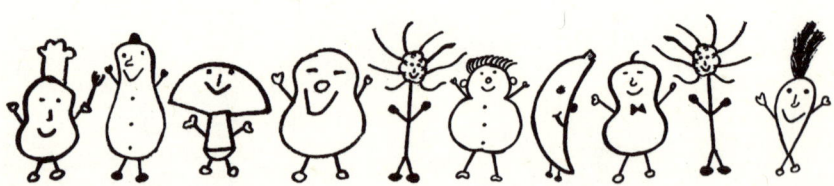

Süße Leckereien

Fruchteis

300 g Banane (ohne Schale)
150 g Himbeeren oder Heidelbeeren

Die Bananen kleinschneiden und
zusammen mit dem übrigen Obst zu
einer cremigen Masse pürieren. In
Stieleisbereiter füllen und im Gefrierfach einige Stunden gefrieren
lassen. Das Eis kann auch portionsweise im Gefrierfach oder in der
Eismaschine hergestellt werden.

Mangoeis

1 relativ weiche Mango
250 ml Apfelsaft

Die Mango schälen und in kleine
Stücke schneiden. Unter Zugabe des
Apfelsaftes mit dem Pürierstab pürieren. In Stieleisbereiter füllen und
im Gefrierfach einige Stunden gefrieren lassen. Oder das Eis portionsweise im Gefrierfach oder in der
Eismaschine herstellen.

Bananeneis

1 – 2 Bananen
250 g Sahne

Die Bananen kleinschneiden und
unter Zugabe der Sahne mit dem
Pürierstab zu einer cremigen Masse
pürieren. In Stieleisbereiter füllen
und im Gefrierfach einige Stunden
gefrieren lassen. Das Eis kann auch
portionsweise im Gefrierfach oder
in der Eismaschine hergestellt
werden.

Variante: In die Bananencreme
1 gestrichenen TL Carobpulver
rühren.

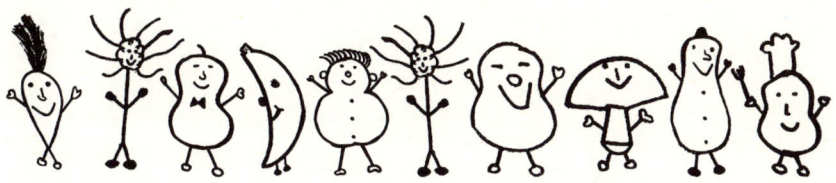

Nektarineneis

2 Nektarinen
40 g Crème fraîche
70 g Schafsjoghurt
1½ EL Birnendicksaft
1 – 2 TL Honig

Die Nektarinen kurz in kochendes
Wasser legen und häuten. In kleine
Stücke schneiden und zusammen
mit der Crème fraîche, dem Joghurt
und dem Birnendicksaft pürieren.
Mit Honig abschmecken. In Stieleisbereiter füllen und einige Stunden
im Gefrierfach gefrieren lassen. Das
Eis kann auch portionsweise im
Gefrierfach oder in der Eismaschine
hergestellt werden.

Bananenjoghurt

4 EL Sonnenblumenkerne
2 große Bananen
40 g Honig
200 g Sahne
200 g Schafsjoghurt

Die Sonnenblumenkerne in einer
beschichteten Pfanne ohne Fett
leicht rösten. Die Bananen kleinschneiden, einige Scheiben zum
Garnieren beiseite legen und den
Rest in eine Schüssel geben. Mit
dem Honig beträufeln. Die abge-
kühlten Sonnenblumenkerne dazugeben. Alles gut verrühren. Die
Sahne schlagen und zusammen mit
dem Joghurt unter die Bananen-
stückchen heben. Das Ganze mindestens 1 Stunde im Kühlschrank
durchziehen lassen. Mit einigen
Bananenscheiben garniert servieren.

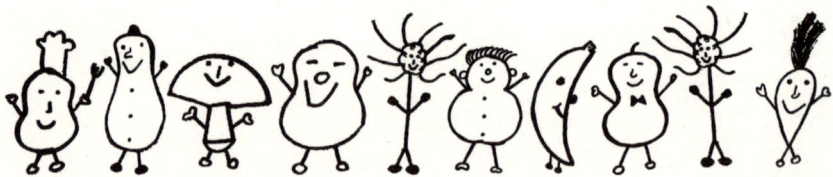

Grießpudding mit getrockneten Aprikosen

2 EL Sauerrahmbutter oder
milchfreie Margarine
Gemisch aus 125 ml Sahne und
375 ml Wasser oder wahlweise
500 ml Reismilch
120 g getrocknete Aprikosen
2 TL Honig
6 EL Dinkelgrieß
etwas Ahornsirup zum Anrichten

Die Butter in einem Topf schmelzen, den Grieß dazugeben und 2 – 3 Minuten unter Rühren bräunen. Mit dem Sahne-Wasser-Gemisch ablöschen und kurz aufkochen lassen. Vom Herd nehmen und etwas abkühlen lassen. Aprikosen in kleine Stücke schneiden. Den Honig und die Aprikosenstückchen unter den Grieß rühren. In Portionsschälchen füllen und etwas Ahornsirup darübergießen.

Vanillepudding

500 ml Reismilch, hypoallergene Milch, Soja- oder Schafsmilch
1 Päckchen Vanillepudding ohne Farbstoff (aus dem Reformhaus oder Naturkostladen)

Das Puddingpulver in einigen Eßlöffeln Milch gut verrühren. Die restliche Milch zum Kochen bringen und das angerührte Puddingpulver mit dem Schneebesen unterrühren. Nochmals kurz aufkochen lassen. Vom Herd nehmen und abkühlen lassen.

Tip: Wer gerne Früchte ißt, kann noch gedünstete Früchte je nach Geschmack und Verträglichkeit dazu reichen.

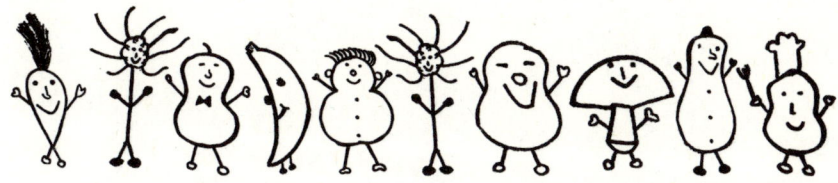

Hirsecreme
mit Bananen

70 g fein gemahlene Goldhirse
250 ml lauwarmes Wasser
etwas Honig
125 ml Sahne
1 Handvoll geschälte und
gemahlene Mandeln
einige Bananenscheiben zum
Garnieren
etwas Sahne zum Garnieren

Das Hirsemehl mit dem Wasser
verrühren und unter Rühren aufkochen lassen. 1 Minute kochen und
anschließend abkühlen lassen. Den
Honig unterziehen. Die Sahne schlagen und zusammen mit den Mandeln unterrühren. Bananenscheiben
und Hirsecreme in Glasschälchen
schichten und mit geschlagener Sahne und Bananenscheiben garnieren.

Rote Grütze

1 Päckchen Vanillepudding ohne
Farbstoff (aus dem Naturkost-
laden oder Reformhaus)
500 ml roter Traubensaft

Das Puddingpulver in einigen Eßlöffeln Traubensaft gut verrühren.
Den restlichen Traubensaft zum
Kochen bringen und das angerührte
Puddingpulver mit dem Schneebesen unterrühren. Nochmals kurz
aufkochen lassen. Vom Herd nehmen und abkühlen lassen.

Tip: Für Früchteliebhaber können
noch gedünstete Früchte je nach
Geschmack und Verträglichkeit
untergerührt werden.

Variante: Statt Traubensaft
können Sie diese Nachspeise auch
mit Apfelsaft zubereiten. Zum
Andicken kann auch Agar Agar
statt Vanillepuddingpulver
verwendet werden (siehe auch
»Eier, Binde- und Geliermittel«
Seite 48).

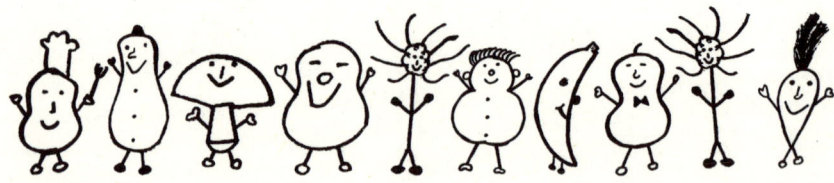

Carobknusperle

*50 g geschälte und gehackte
Mandeln oder Cahewkerne
50 g ungesüßte Cornflakes
20 g Puffreis aus Naturreis
1½ Carobtafeln, milchfrei*

Die Mandeln bzw. die Cashewkerne
ohne Fett in einer Pfanne leicht
anrösten und in eine Schüssel geben.
Cornflakes und Puffreis dazugeben
und alles vermischen. Die Carobtafeln zerkleinern und im Wasserbad
langsam schmelzen lassen. Über die
Cornflakesmischung gießen und gut
durchmengen, bis alles mit der
Kuvertüre überzogen ist. Mit zwei
Teelöffeln kleine Häufchen auf
Backpapier setzen und erstarren
lassen.

*Tip: Schneller werden die
Knusperle im Kühlschrank fest.*

Gebratene Bananen

*2 Bananen
2 EL Sauerrahmbutter oder
milchfreie Margarine
1 EL Honig
eventuell geröstete Mandelblättchen
oder -stifte aus geschälten
Mandeln zum Garnieren*

Die Bananen schälen und längs halbieren. Die Butter in einer Pfanne
zerlassen und die Bananen hineingeben. Mit Honig beträufeln und bei
kleiner Flamme bräunen. Mit einem
kleinen Löffel immer wieder Honig
und Butter über die Bananen geben.
Eventuell mit gerösteten Mandelblättchen oder -stiften garnieren.

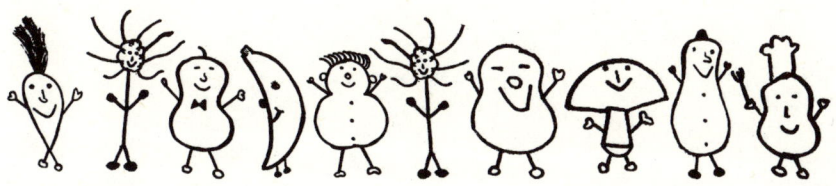

153

Amaranthflammeri

45 g Amaranth
250 ml Reismilch oder 50 ml Sahne
  gemischt mit 200 ml Wasser
30 g Honig
50 g Dinkelgrieß
100 ml Sahne

Amaranth in einer beschichteten
Pfanne ohne Fett rösten. Milch und
Honig zusammen in einem Topf
zum Kochen bringen, Amaranth
und Grieß einrühren. Kurz aufkochen und abkühlen lassen. Die
Sahne steifschlagen und unterrühren. Flammeri in kleine Dessert-
schälchen füllen und kaltstellen.

Gefüllte Datteln

8 – 10 frische Datteln
80 g Ziegenfrischkäse
3 – 4 EL Sahne

Die Datteln entkernen. Den Ziegenfrischkäse mit etwas Sahne anrüh-
ren. Die Creme muß auf einen
Löffel gehäuft die Form behalten.
Schafskäsecreme in einen Spritzbeutel füllen und in die Datteln füllen.

Carob-Igel

100 g geschälte und sehr fein
  gemahlene Mandeln
3 EL Honig
20 g Carobpulver
50 g verträgliche Trockenfrüchte
einige Mandelstifte und
  ungeschwefelte Rosinen

Die Mandeln mit dem Honig und
dem Carobpulver zu einem glatten
Teig kneten. Die Trockenfrüchte
sehr klein schneiden und unter den
Teig mischen. Aus diesem Teig Ku-
geln formen, und aus jeder Kugel
eine Igelschnauze herausziehen.
Mandelstifte als Stacheln und die
Rosinen als Augen in den Teig
stecken.
Im Kühlschrank aufbewahren.

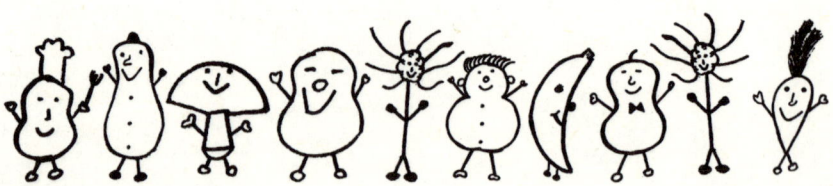

Bratäpfel **B**

8 Äpfel
2 EL Honig
2 EL geschälte und gehackte
  Mandeln
2 EL ungeschwefelte Rosinen oder
  getrocknete Aprikosen
2 EL gehackte Cashewkerne
Öl für die Form

Die Äpfel waschen und das Kerngehäuse mit einem Apfelausstecher
entfernen. Getrocknete Aprikosen
in kleine Würfel schneiden und mit
den restlichen Zutaten gut vermischen. Diese Masse in die Äpfel
füllen und in eine gefettete Auflaufform setzen. Bei 170° C 25 – 40 Minuten backen. Die Backzeit variiert
je nach Apfelsorte.

Fruchtwürfel

2 gestrichene TL Agar Agar
500 ml Fruchtsaft
1 EL Honig
Saft einer halben Zitrone
  (wenn verträglich)

Agar Agar mit einigen EL Saft an-
rühren. Die übrigen Zutaten mit
dem Saft erhitzen und 2 Minuten
kochen lassen. Die Masse in eine mit
Pergamentpapier ausgelegte Kastenform füllen und auskühlen lassen.
Anschließend in Würfel schneiden
oder lustige Figuren mit Förmchen
ausstechen.

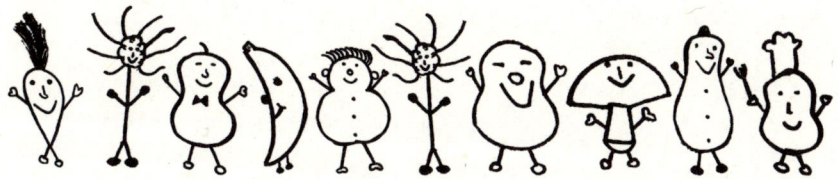

Apfelgratin

5 Äpfel
150 g Crème fraîche
knapp 250 g Sahne
Fett für die Form
100 g geschälte und gehackte
* Mandeln oder gehackte*
* Cashewkerne*
Flöckchen von Sauerrahmbutter
* oder milchfreier Margarine*

Äpfel schälen und in dünne Scheiben schneiden. Crème fraîche und Sahne mit dem Pürierstab aufschlagen. Die Gratinform mit Butter einfetten. Nun eine Lage Apfelscheiben in die Form legen, mit gehackten Mandeln oder Cashewkernen bestreuen, darauf wieder Äpfel schichten und diese Schicht mit Mandeln bestreuen. Die Crème fraîche-Sahne-Mischung darauf verstreichen, Butterflöckchen daraufsetzen und bei 200° C ca. 25 Minuten backen (verwenden Sie keine Oberhitze, sondern Umluft, sonst bräunt das Gratin zu stark).

Tip: Lauwarm oder kalt schmeckt das Gratin am besten.

Hirse-Reis-Auflauf

50 g Goldhirse
50 g Naturreis
500 ml Schafsmilch (oder Reis- bzw.
* Sojamilch)*
2 Äpfel
1 – 2 EL ungeschwefelte Rosinen
1 EL Sojamehl oder anderes
* Bindemittel*
etwas Sahne
Fett für die Form

Getreide mit Milch aufkochen und 30 Minuten auf kleinster Flamme quellen lassen (Vorsicht, nicht überkochen lassen). Äpfel schälen und kleinschneiden, Rosinen im Sieb unter heißem Wasser waschen. Beides unter den Getreide-Milch-Brei rühren. Das Sojamehl in etwas Sahne zu einer homogenen Masse ohne Klümpchen rühren und ebenfalls untermischen. In eine gefettete Auflaufform füllen und bei 200° C ca. 20 Minuten backen.

Tip: Für besondere Naschkatzen geben Sie vor dem Backen noch 1 – 2 EL Birnendicksaft dazu oder servieren Sie den Auflauf nach dem Backen mit 1 – 2 EL Ahornsirup.

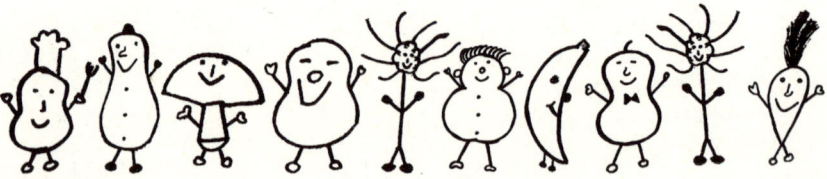

156

Teig-Grundrezepte

Würziger Mürbeteig

100 g Sauerrahmbutter oder
milchfreie Margarine
130 g Weizenvollkornmehl ✗
100 g Grünkernmehl
20 g Buchweizenmehl
1 gestrichener TL Meersalz
100 ml Wasser

Die Butter schmelzen und das Mehl
unterrühren. Salz im Wasser auflösen und zu der Butter-Mehl-
Mischung geben. Gut kneten,
eine Kugel formen und in Folie
gewickelt 30 Minuten kühlstellen.
Im vorgeheizten Ofen bei 220° C
15 – 20 Minuten vorbacken.
Mit dem Belag noch weitere
10 Minuten backen.

*Tip: Statt Grünkernmehl können
Sie auch in entsprechender Menge
Hafermehl verwenden.*

Bei Unverträglichkeit:
*Weizenmehl durch Dinkelmehl
ersetzen.*

Süßer Mürbeteig

Für einen Tortenboden

120 g Dinkelvollkornmehl
60 g Buchweizenmehl
50 g geschälte und gemahlene
Mandeln
60 g Crème fraîche
60 g Honig
80 g Sauerrahmbutter oder
milchfreie Margarine
Fett für die Form

Crème fraîche, Honig und Butter in
Flöckchen zu den Mandeln und dem
Mehl geben und alles schnell zu
einem glatten Teig verkneten. Den
Teig zu einer Kugel formen und, in
Folie verpackt, mindestens 1 Stunde
im Kühlschrank ruhen lassen. Danach zwischen Folie ausrollen und
in eine mit Butter gefettete Springform (26 cm) legen. Einen kleinen
Rand formen und den Boden mehrfach mit der Gabel einstechen. Bei
200° C 15 – 20 Minuten backen.
Gut auskühlen lassen.

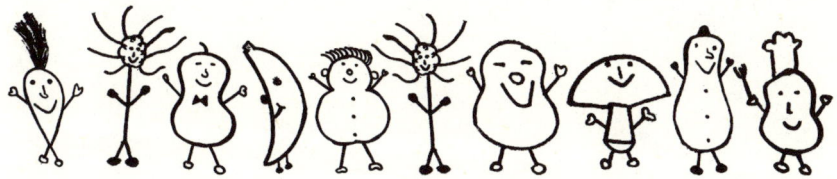

Hefeteig (Blitzteig)

400 g feines Weizenvollkornmehl
knapp 1 Würfel Hefe
250 ml lauwarmes Wasser
1 TL Meersalz
40 g geschmolzene Sauerrahmbutter
oder milchfreie Margarine

Hefe in lauwarmem Wasser auflösen, zu dem Mehl geben und
10 Minuten gut verkneten. Dann
das Salz dazugeben und alles gut
vermengen. 20 Minuten zugedeckt
an einem warmen Ort gehen lassen.
Anschließend die geschmolzene
Butter unterkneten. Nach Belieben
formen und ca. 20 Minuten bei
200° C backen.

Backbeispiele:
Einige eingeweichte und kleinge-
schnittene getrocknete Aprikosen
(oder andere Früchte), gehackte
Cashewkerne und 1 EL Honig
dazugeben.
Zöpfe, Brezeln oder einen
Osterkranz flechten.
Einen Brotlaib formen und Sesam
darüberstreuen, eventuell noch
mit gedünsteten Zwiebeln und
verträglichen Kräutern.

Pizzateig

Für 1 Blech

30 g Hefe
ca. 150 – 200 ml lauwarmes Wasser
400 g Weizenvollkornmehl
4 EL Sonnenblumenöl
1 TL Meersalz
Fett für das Blech

Die Hefe im lauwarmen Wasser
auflösen, zum Weizenmehl geben
und gut vermengen. Öl und Salz
dazugeben und so lange kneten, bis
eine glatter, geschmeidiger Teig entsteht, der nicht mehr klebt. Den Teig
zu einer Kugel formen und zugedeckt an einem warmen Ort
45 Minuten gehen lassen. Danach
nochmals durchkneten, ausrollen
und auf ein gefettetes Backblech
geben.
Je nach Geschmack belegen (siehe
auch Pizzarezept Seite 129) und bei
200° C ca. 20 Minuten backen.

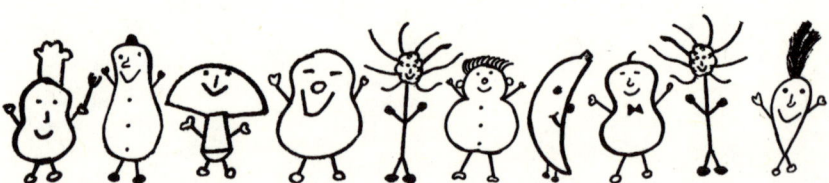

Strudelteig **B**

250 g sehr feines
  Dinkelvollkornmehl
100 g sehr feines Buchweizenmehl
½ TL Meersalz
5 EL Sonnenblumenöl
1 TL Obstessig oder entsprechend
  verträglicher Essig
11 EL lauwarmes Wasser

Wenn Sie eine Getreidemühle besitzen, schroten Sie erst das Getreide und mahlen es dann noch ein zweites Mal auf der feinsten Einstellung. Danach das Mehl aussieben. Von der übrigbleibenden Kleie 30 g beiseite stellen. Das Mehlgemisch mit der restlichen Kleie und dem Salz vermischen, Öl, Essig und Wasser dazugeben und alles gut verrühren. Den Teig auf die Arbeitsplatte geben und alles von außen nach innen gut verkneten (mindestens 15 Minuten lang). Den Teig zu einer Kugel formen, in eine Plastiktüte geben und unter einem umgestülpten heißen Topf (vorher Wasser darin kochen und anschließend abtrocknen) ca. 60 Minuten ruhen lassen. Auf einem bemehlten Geschirrhandtuch so dünn wie möglich ausrollen.

Tip: Dieser Teig kann für herzhafte und für süße Füllungen verwendet werden (siehe z. B. Apfelstrudel Seite 169).

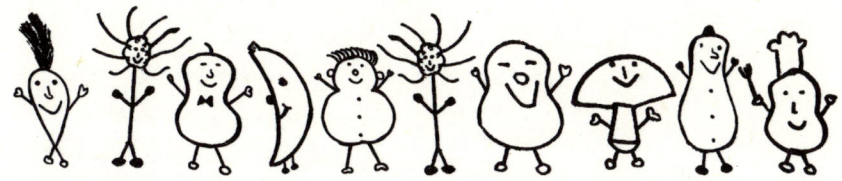

Quicheteig **B**

250 g Dinkelvollkornmehl
125 g kalte Sauerrahmbutter oder
  milchfreie Margarine ✗
2 EL Wasser
1 gestrichener EL Sojamehl
½ TL Meersalz
Fett für die Form

Alle Zutaten schnell zu einem Teig
verarbeiten und in Folie gewickelt
30 Minuten im Kühlschrank ruhen
lassen. Den Teig zwischen zwei
Folien ausrollen und damit eine
eingefettete Springform auskleiden,
dabei einen gleichmäßig hohen Rand
formen (ca. 3 cm). Den Teig mehrmals mit einer Gabel einstechen und
15 Minuten bei 200° C vorbacken.
Danach die jeweilige Füllung daraufgeben und bei 200° C 15 – 20 Minuten weiterbacken.

B: *Für die Basisdiät den Teig mit
Margarine zubereiten.*

Quicheteig mit Sesam **B**

200 g Dinkelvollkornmehl
30 g Sesam
120 g kalte Sauerrahmbutter oder
  milchfreie Margarine ✗
½ TL Meersalz
1 gestrichener EL Sojamehl
3 EL Wasser
Fett für die Form

Alle Zutaten schnell zu einem Teig
verarbeiten und in Folie gewickelt
30 Minuten im Kühlschrank ruhen
lassen. Den Teig zwischen zwei
Folien ausrollen und damit eine
eingefettete Springform auskleiden,
dabei einen gleichmäßig hohen Rand
formen
(ca. 3 cm). Den Teig mehrmals mit
einer Gabel einstechen und 15 Minuten bei 200° C vorbacken. Danach
die jeweilige Füllung daraufgeben
und bei 200° C 15 – 20 Minuten
weiterbacken.

B: *Für die Basisdiät den Teig mit
Margarine zubereiten.*

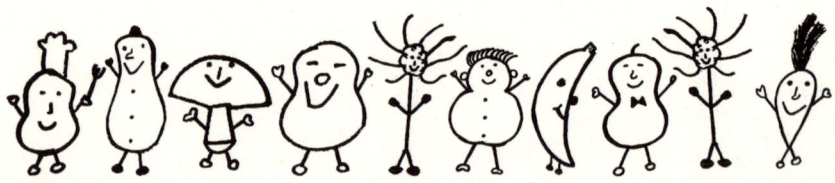

Quiches und Toasts

Brokkoliquiche

*1 Rezept Quicheteig mit Sesam
  (Seite 160)*
Fett für die Form

Für den Belag:
500 g Brokkoli
1 Rezept Tomatensauce (Seite 90) ✗
*2 EL geschälte, gestiftelte Mandeln
  oder Pinienkerne*
*1 Rezept Käsesauce (Seite 92)
  oder 100 g Ziegengouda*

Den Quicheteig nach Rezept zubereiten, in eine gefettete Springform
geben und 15 Minuten bei 200° C
vorbacken. Den Brokkoli putzen, in
Röschen teilen und in Salzwasser
bißfest vorgaren. Die Tomatensauce
auf dem vorgebackenen Teig verteilen, darüber die Brokkoliröschen
geben und Mandeln oder Pinien-

kerne darüberstreuen. Die Käsesauce darübergießen bzw. den geriebenen Käse darüberstreuen und bei
200° C in 15 – 20 Minuten fertigbak-
ken.

Bei Unverträglichkeit:
*Die Quiche kann bei entspre-
chender Unverträglichkeit ohne
Tomatensauce zubereitet werden,
dann aber mit Käsesauce überbacken.*

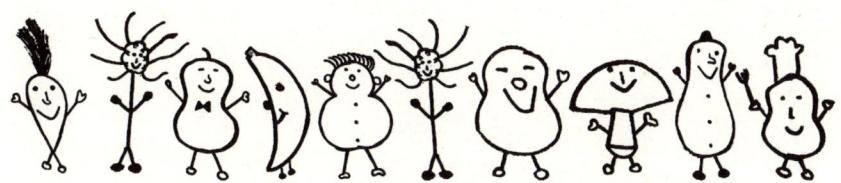

Spinatquiche

1 Rezept Quicheteig mit Sesam
  (Seite 160)
Fett für die Form

Für die Füllung:
1 Zwiebel
2 EL Sonnenblumenöl
300 g gefrorener Blattspinat oder
  500 g frischer Spinat oder
  Mangold
1 Knoblauchzehe
Meersalz
1 gestrichener TL
  Gemüsebrühextrakt
1 Meßlöffel Biobin
100 g Crème fraîche
1 Rezept Tomatensauce (Seite 90)
70 g Schafsgouda

Den Quicheteig zubereiten und
in einer gefetteten Springform
15 Minuten bei 200° C vorbacken.
In der Zwischenzeit die Zwiebel fein
hacken und in Sonnenblumenöl
dünsten. Spinat dazugeben und mit
durchgedrücktem Knoblauch, Salz
und Gemüsebrühextrakt würzen.

5 – 10 Minuten garen. Das Biobin
mit der Crème fraîche verrühren
und unter den Spinat heben. Noch
einmal aufkochen lassen. Die Tomatensauce auf den Teig streichen,
darüber die Spinatmasse verteilen,
mit geriebenem Käse bestreuen. Bei
200° C weitere 15 Minuten backen.

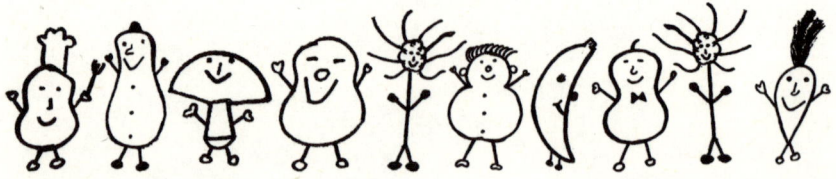

Gemüsequiche

1 Rezept Quicheteig mit Sesam
(Seite 160)
Fett für die Form

Für den Belag:
400 g Brokkoli ✗
200 g Möhren ✗
200 g braune Champignons
(Nußchampignons) ✗
1 Zwiebel ✗
1 Knoblauchzehe ✗
2 EL Sonnenblumenöl
Meersalz
Gemüsebrühextrakt
2 – 3 EL Crème fraîche
70 g Schafsgouda

Den Quicheteig zubereiten, in eine gefettete Springform geben und 15 Minuten bei 200° C vorbacken. Den Brokkoli putzen, in Röschen teilen und in Salzwasser bißfest vorgaren. Die Möhren schälen und zu Stiften hobeln, die Champignons putzen und in Scheiben schneiden. Zwiebel und Knoblauchzehe abziehen und fein hacken. Das Öl in einer Pfanne erhitzen, Zwiebel und

Knoblauch darin kurz dünsten, die Champignons und Möhrenstifte dazugeben, mit Salz und Gemüsebrühextrakt würzen. Die Crème fraîche nach 5 Minuten unterrühren und noch einmal kurz aufkochen lassen. Die Brokkoliröschen auf dem vorgebackenen Quicheteig verteilen, die Champignon-Möhren-Mischung darübergeben und mit geriebenem Käse bestreuen. Bei 200° C in 15 – 20 Minuten fertigbacken.

Bei Unverträglichkeit:
Das Gemüse kann je nach Geschmack und Verträglichkeit zusammengestellt werden. Bei entsprechender Unverträglichkeit auch ohne Zwiebeln und Knoblauch zubereiten.

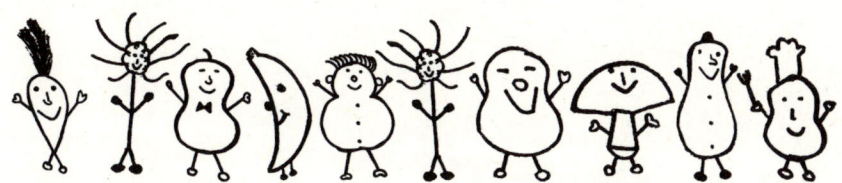

Lauchquiche

1 Rezept Quicheteig mit Sesam
    (Seite 160)
Fett für die Form

Für den Belag:
350 g Kartoffeln
350 g Lauch
1 Möhre ✗
1 Zwiebel ✗
3 EL Sonnenblumenöl
eventuell 2 – 3 EL Wasser
Meersalz
Gemüsebrühextrakt
1 EL Vollkornmehl (oder anderes
    Bindemittel)
100 g Sahne
80 g Ziegengouda ✗

Den Quicheteig nach Rezept herstellen, in eine gefettete Form geben und bei 200° C 15 Minuten vorbacken. Die Kartoffeln schälen, in kleine Würfel schneiden und in Salzwasser garen. Den Lauch putzen und in feine Ringe schneiden. Die Möhre schälen und zu Stiften hobeln. Die Zwiebel fein hacken. Das Sonnenblumenöl in einem Topf erhitzen, Zwiebel und Lauch dazugeben und 5 Minuten dünsten. Dann die Möhrenstifte dazugeben und weitere 5 Minuten garen, eventuell 2 – 3 EL Wasser dazugeben. Mit Salz und Gemüsebrühextrakt würzen. Das Vollkornmehl darüberstreuen, gut verrühren und mit Sahne aufgießen. Noch einmal aufkochen lassen. Die gegarten Kartoffelwürfel unterheben und alles auf den vorgebackenen Quicheboden geben. Geriebenen Ziegengouda darüberstreuen und bei 200° C in 15 Minuten fertigbacken.

Bei Unverträglichkeit:
Diese Quiche kann bei entsprechender Unverträglichkeit auch ohne Zwiebel, Möhre und Käse zubereitet werden. Bei einer Unverträglichkeit gegenüber Zwiebeln und Knoblauch ist zuweilen übrigens auch Lauch problematisch!

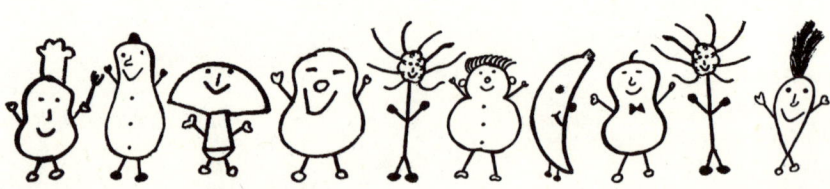

Champignontoast

Für 4 Toasts

4 Scheiben milchfreier (Vollkorn-)
   Toast oder verträgliches Brot
1 Zwiebel ✗
1 Knoblauchzehe ✗
400 g Champignons
1 EL Sauerrahmbutter oder
   milchfreie Margarine
Meersalz
Fett für das Blech
4 Scheiben Ziegengouda
etwas glatte Petersilie

Toast bzw. Brot toasten. Die
Zwiebel und die Knoblauchzehe
fein hacken bzw. den Knoblauch
durch die Presse drücken.
Die Champignons putzen und in
Scheiben schneiden. Die Butter
in einer Pfanne zerlassen, die
Zwiebel darin dünsten, Champignons und Knoblauch dazugeben
und 3 – 4 Minuten garen. Mit Salz
abschmecken. Die Toastscheiben auf
ein gefettetes Backblech geben, die
Champignons darauf verteilen, jeweils mit einer Scheibe Käse belegen
und bei 180° C 5 – 10 Minuten überbacken, bis der Käse geschmolzen
ist. Mit gehackter Petersilie garnieren.

Variante: Zusätzlich eine gewürfelte und von den Kernen befreite
Tomate mitdünsten. Der Belag
muß dann aber mit etwas
Vollkornmehl, Biobin oder
Pfeilwurzelstärke angedickt
werden.

Bei Unverträglichkeit:
Der Toast kann bei entsprechender Unverträglichkeit auch ohne
Zwiebel und Knoblauch zubereitet werden. Dann noch mit
etwas Gemüsebrühextrakt
würzen.

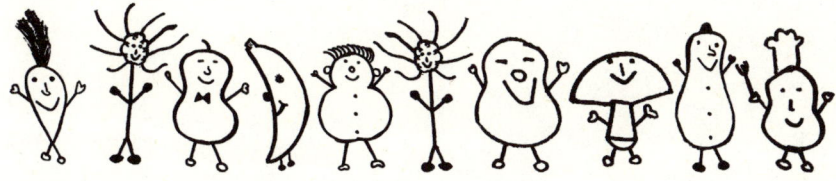

Apfel-Champignon-Toast

Für 4 Toasts

4 Scheiben milchfreier (Vollkorn-)
  Toast oder verträgliches Brot
1 EL Sauerrahmbutter oder
  milchfreie Margarine
300 g Champignons
Meersalz
3 – 4 EL Sahne
Fett für das Blech
4 Apfelscheiben
4 Scheiben Ziegengouda

Toast oder Brot toasten und an-
schließend mit Butter bestreichen.
Die Champignons putzen und in
Scheiben schneiden. Die Butter in
einer Pfanne schmelzen und die
Champignons darin dünsten.
Salzen, die Sahne angießen und
2 – 3 Minuten einkochen lassen.
In der Zwischenzeit die Toasts auf
ein gefettetes Backblech geben und
die Apfelscheiben darauflegen. Die
Champignonmasse darauf verteilen.

Jeweils mit einer Scheibe Käse belegen und bei 180° C ca. 5 – 10 Minuten im Ofen überbacken, bis der
Käse geschmolzen ist.

Variante :
Mango-Champignontoast
Zu den Champignons noch
1 EL Pinienkerne und einige
kleine Stücke von einer reifen
Mango geben; dann aber die
Apfelscheiben weglassen.

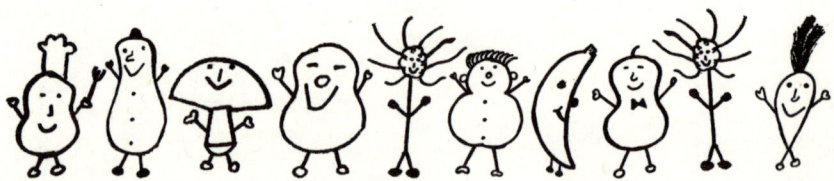

Kuchen und Torten

Nektarinentorte

1 Rezept süßer Mürbeteig (Seite 157)

Für den Belag:
3 – 4 Nektarinen
1 gestrichener TL Agar Agar
1 EL Birnendicksaft
250 ml Apfelsaft
1 – 2 EL geschälte und gestiftelte
  Mandeln

Aus dem süßen Mürbeteig einen
Tortenboden nach Rezept backen.
Die Nektarinen waschen, entsteinen
und in dünne Scheiben schneiden.
Für den Tortenguß Agar Agar und
Birnendicksaft zu dem Apfelsaft
geben und gut verrühren. Die
Nektarinenscheiben dazugeben und
alles unter vorsichtigem Rühren

zum Kochen bringen, 2 Minuten
kochen lassen. Vom Herd nehmen
und abkühlen lassen. Kurz bevor die
Masse fest wird auf den Tortenboden geben. Mit Mandelstiften
garnieren.

Variante:
Nektarinen in Scheiben schneiden
und direkt auf den vorge-
backenen Boden geben. Den
Tortenguß darüber verteilen.

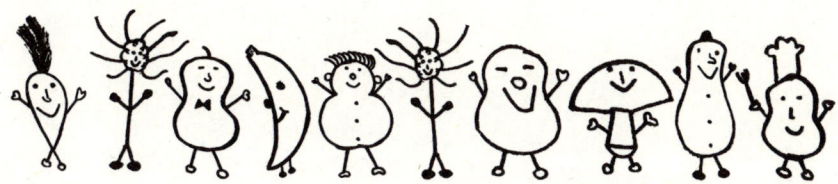

Französische Apfeltorte

Für den Teig:
125 g Dinkelvollkornmehl
100 g Hirsemehl
50 g geschälte und gemahlene
    Mandeln
1 EL Sojamehl
1 EL Honig
150 g gekühlte Sauerrahmbutter
    oder milchfreie Margarine

Für den Belag:
700 g Äpfel
Sauerrahmbutter oder milchfreie
    Margarine zum Einfetten
1 EL Dinkelgrieß zum Ausstreuen
2 EL Honig
2 EL Aprikosen-Fruchtaufstrich
    ohne Zucker

Dinkel- und Hirsemehl zusammen
mit den Mandeln, dem Sojamehl,
dem Honig und der Butter schnell
zu einem glatten Teig verkneten.
Diesen zu einer Kugel formen und
im Kühlschrank 1 Stunde ruhen
lassen. In der Zwischenzeit die
Äpfel schälen, entkernen und in
dünne Scheiben schneiden. Eine
Springform oder Tarteform mit
Butter einfetten und mit dem Teig

auskleiden, dabei einen gleichmäßig
hohen Rand von ca. 2 cm formen.
Den Boden mehrfach mit einer Gabel einstechen und mit dem Grieß
bestreuen. Die Apfelscheiben sternförmig auf den Boden legen und
1 EL Honig darüber verteilen. Im
vorgeheizten Backofen bei 240° C
15 – 20 Minuten backen. Den Aprikosen-Fruchtaufstrich mit 1 EL
Honig verrühren und über den
Äpfeln verstreichen; weitere 5 Minuten backen.

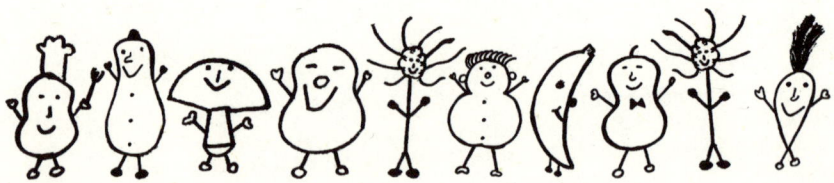

Apfelstrudel

1 Rezept Strudelteig (Seite 159)

Für die Füllung:
*1 Scheibe altbackenes
(Vollkorn-)Brot
100 g geschälte und gehackte
Mandeln oder Mandelstifte
3 EL Sauerrahmbutter oder
milchfreie Margarine
100 g ungeschwefelte Rosinen
800 g Äpfel
Weizenmehl zum Bestreuen
150 g Crème fraîche
6 EL Birnendicksaft
Sauerrahmbutter zum Einfetten*

Das Brot fein zerbröseln und mit
den Mandeln und der vom Strudelteig übriggebliebenen ausgesiebten
Kleie vermischen. 2 EL Butter in
einer Pfanne zerlassen und das Gemisch darin leicht rösten. Danach
abkühlen lassen. Die Rosinen kurz
mit kochendem Wasser überbrühen
und danach gut abtropfen lassen.
Die Äpfel schälen und in kleine
Stücke schneiden. Ein Geschirrtuch
auf der Arbeitsfläche ausbreiten, mit
etwas Weizenmehl bestreuen und
den Strudelteig so dünn wie nur

möglich darauf ausrollen. Die
Crème fraîche darauf verstreichen,
die Brotmischung darüberstreuen
und Apfelstücke und Rosinen
gleichmäßig darauf verteilen.
4 EL Birnendicksaft darüberlaufen
lassen. Den Ofen auf 200° C vor-
heizen. Die schmalen Seiten des
Teigs einschlagen und mit Hilfe des
Tuches den Teig von der Längsseite
her aufrollen. Das Backblech mit
Butter einfetten und den Strudel
direkt vom Tuch vorsichtig auf das
Backblech rollen lassen. Die restliche Butter schmelzen und den
Strudel damit bestreichen. Auf
mittlerer Schiene ca. 40 Minuten
backen. Danach mit dem restlichen
Birnendicksaft bestreichen.

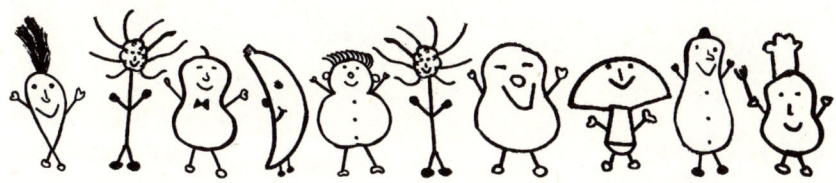

Brot und Brötchen

Unser Hausbrot

400 g Dinkelvollkornmehl
200 g Roggenvollkornmehl
1 Würfel Hefe oder entsprechende
  Menge Trockenhefe
½ l lauwarmes Wasser
1 gehäufter TL Meersalz
3 EL Sonnenblumenkerne
Sonnenblumenöl für die Form

Tip: Besonders eignet sich zum Brotbacken eine Schwarzblechkastenform mit Deckel, in der das Brot innen locker und außen knusprig wird. Ebenso können Sie eine normale Kastenform verwenden. Stellen Sie dann aber ein feuerfestes Gefäß mit Wasser mit in den Backofen.

Die Hefe im Wasser auflösen und zum Mehl geben. Alles gut verkneten, dann erst das Salz untermengen. Zugedeckt 30 Minuten gehen lassen. Danach 2 EL Sonnenblumenkerne dazugeben und wieder gut verkneten. Eine Kastenform mit Sonnenblumenöl einfetten, ½ EL Sonnenblumenkerne auf den Boden verteilen, den Brotteig hineingeben und glattstreichen. Die restlichen Sonnenblumenkerne darüberstreuen. In der Form nochmals 30 Minuten gehen lassen und anschließend bei 200° C 55 Minuten backen.

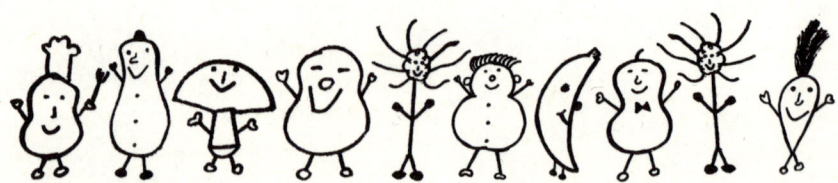

Sonntagsbrot

1 kg Dinkelvollkornmehl
200 g Reismilch
500 g warmes Wasser
60 g Hefe oder entsprechende Menge
  Trockenhefe
15 g Meersalz
100 g ungeschwefelte Rosinen
60 g Sauerrahmbutter oder
  milchfreie Margarine
100 g Backpflaumen
50 g gehackte Cashewkerne
50 g geschälte und gehackte
  Mandeln
Fett für das Blech

Die Reismilch und das Wasser verrühren und darin die Hefe auflösen.
Zum Dinkelmehl geben und gut
verkneten. Dann erst das Salz untermengen. Zugedeckt 35 Minuten
gehen lassen. In der Zwischenzeit
die Rosinen kurz mit heißem Wasser
überbrühen und gut abtropfen lassen. Die Butter schmelzen. Nach
35 Minuten Butter, Rosinen, kleingeschnittene Backpflaumen, Cashewnüsse und Mandeln zum Brotteig geben und alles gut vermengen.

Zwei kleine Brote formen, auf ein
gefettetes Backblech legen und
nochmals zugedeckt 15 Minuten
gehen lassen. Bei 250° C 15 Minuten
backen (ein Gefäß mit Wasser mit in
den Backofen stellen). Danach auf
200° C herunterschalten, das Gefäß
mit Wasser herausnehmen und weitere 15 – 20 Minuten backen.

*Tip: Drücken Sie beim Formen
des Brots die herausstehenden
Rosinen in den Teig hinein. Sie
werden sonst beim Backen zu
dunkel.*

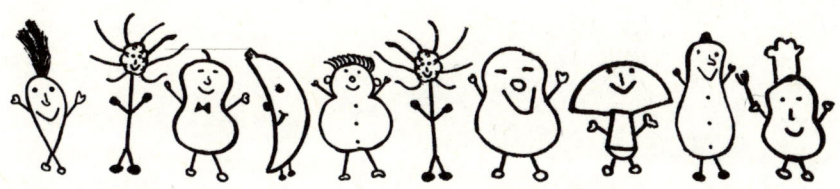

171

Dinkel-Hafer-Brot

800 g Dinkelvollkornmehl
200 g Hafermehl
1 Würfel Hefe oder entsprechende
    Menge Trockenhefe
1 l kaltes Wasser
3 TL Meersalz
5 EL Obstessig
100 g ungeschwefelte Rosinen
2 EL gehackte Cashewkerne
1 EL weißes Mandelmus
Fett für die Form

Die Hefe in kaltem Wasser auflösen.
Alle Zutaten in einer Rührschüssel
gut verkneten und anschließend in
zwei gefettete Kastenformen füllen.
In den kalten Backofen schieben,
zusätzlich ein Gefäß mit Wasser in
den Backofen stellen. Ca. 60 Minuten bei 200° C backen.

*Wichtig: Den Teig zwischendurch
nicht gehen lassen!*

Müslibrötchen

Für ca. 12 Stück

450 g Dinkelvollkornmehl
1 Würfel Hefe oder entsprechende
    Menge Trockenhefe
300 ml lauwarmes Wasser
1 TL Meersalz
2 EL Honig
30 g Cashewnüsse
20 g Sonnenblumenkerne
60 g ungeschwefelte Rosinen
30 g weiche Sauerrahmbutter oder
    milchfreie Margarine

Die Hefe im lauwarmen Wasser
auflösen. Mehl und Hefe-Wasser-
Gemisch gut miteinander verkneten.
Dann das Salz untermengen. 25 Minuten gehen lassen. Anschließend
Honig, gehackte Cashewnüsse,
Sonnenblumenkerne, Rosinen und
Butter dazugeben. Den Teig gut
5 – 10 Minuten kneten. Nochmals
15 Minuten gehen lassen. Zwölf
kleine Bällchen formen und auf ein
mit Backpapier ausgelegtes Backblech setzen. Mit Wasser bepinseln.
Bei 200° C ca. 20 Minuten backen.
Zum Backen ein Gefäß mit Wasser
mit in den Backofen stellen.

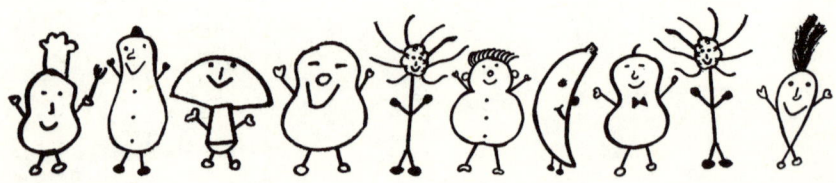

Rosinenbrötchen

Für ca. 10 Stück

500 g Dinkelvollkornmehl
1½ Würfel Hefe oder entsprechende
   Menge Trockenhefe
250 ml lauwarmes Wasser
100 g Sauerrahmbutter oder
   milchfreie Margarine
100 g ungeschwefelte Rosinen
2 EL Kokosflocken
1 TL Meersalz
1½ EL Honig
Fett für das Blech

Die Hefe im lauwarmen Wasser
auflösen. In das Mehl eine Mulde
drücken, das Wasser dazugeben und
mit etwas Mehl zu einem Vorteig
verrühren. Zugedeckt 15 Minuten
gehen lassen. Anschließend Butter,
die heiß gewaschenen Rosinen,
Kokosflocken, Salz und Honig
dazugeben und gut durchkneten.
Nochmals 15 Minuten gehen lassen.
Mit feuchten Händen zehn Brötchen formen, auf ein gefettetes
Backblech setzen und bei 250° C
15 Minuten backen.

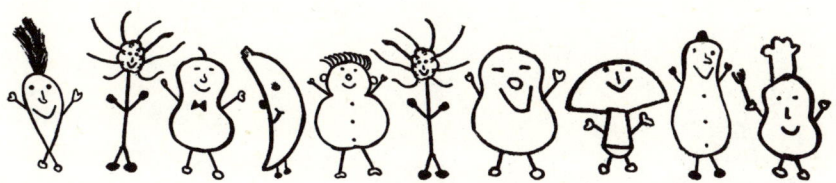

Getränke

Mandelmilch **B**

*½ Tasse geschälte und gemahlene
Mandeln
2 Tassen Wasser
eventuell etwas Ahornsirup*

Die Mandeln mit einer Tasse Wasser
im Mixeraufsatz 2 Minuten mixen.
Dann das restliche Wasser in den
laufenden Mixer gießen. Nochmals
2 Minuten mixen. Die Milch zweimal durch ein Sieb streichen, wobei
beim zweiten Sieben ein feineres
Sieb benutzt werden sollte.
Eventuell noch mit Ahornsirup
süßen.

*Tip: Die Mandelmilch kann ca.
4 Tage im Kühlschrank in einem
Schraubdeckelglas aufbewahrt
werden.*

Mandelmilch aus Mandelmus **B**

*1 TL Mandelmus
100 ml Wasser*

Das Wasser abkochen, abkühlen
lassen und anschließend das Mandelmus darin auflösen.

Bananenfrappé **B**

*200 ml Mandelmilch oder Reismilch
2 gefrorene Bananen*

Die Zutaten im Mixaufsatz einer
Küchenmaschine oder mit dem
Pürierstab mixen.
Mit Strohhalm servieren.

Bananenmilch

(Rezept bei»Morgendliche Munter-
macher« Seite 75)

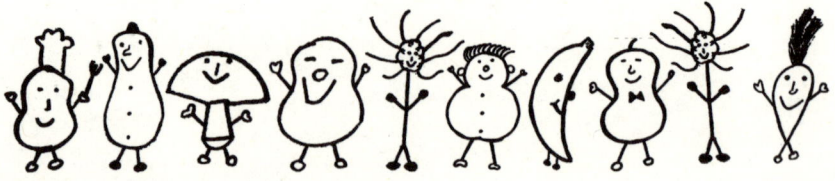

Fruchtshake

½ Birne
1 Apfel
½ Banane
125 ml Apfelsaft

Die Birne und den Apfel schälen und in kleine Stücke schneiden. Die Banane ebenfalls schälen und in Scheiben schneiden. Den Apfelsaft dazugeben und alles zusammen mit dem Pürierstab pürieren.

Mangoshake

1 Banane
100 g Mango
200 ml Apfelsaft

Die Banane und die Mango schälen und in Stücke schneiden, den Apfelsaft dazugeben und mit dem Pürierstab pürieren.

Variation: Für Bananen-Mandel-Shake statt der Mango 200 ml Mandelmilch zugeben.

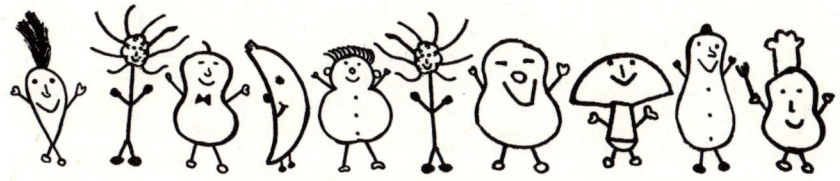

Stiefmütterchentee B

Bei Ekzemen

1 TL Stiefmütterchenkraut
  (aus der Apotheke)
250 ml Wasser

Das Wasser zum Kochen bringen und das Stiefmütterchenkraut damit übergießen. 10 Minuten ziehen lassen. Dann das Kraut abseihen und den Tee warm oder kalt servieren.

Lapachotee B

Bei Ekzemen

1 EL Lapachotee
750 ml Wasser

Das Wasser zum Kochen bringen, die Teeblätter hineingeben und 5 Minuten leicht kochen lassen. Anschließend 20 Minuten ziehen lassen und den Tee abseihen. Über den Tag verteilt geben.

Brombeer- oder Himbeerblättertee B

1 TL Brombeer- oder
  Himbeerblätter
  (aus der Apotheke)
250 ml Wasser

Das Wasser zum Kochen bringen und die Blätter damit übergießen. 10 Minuten ziehen lassen. Dann das Kraut abseihen und den Tee warm oder kalt servieren.

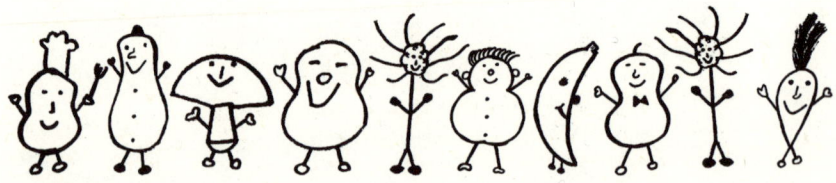

Hustenteemischung **B**

55 Teile Schwarzkümmel
20 Teile Kamille
20 Teile Süßholz
9 Teile Anis (gestoßen)
(Die Kräuter in der gewünschten
Menge in der Apotheke mischen
lassen.)

Für eine Tagesration 2 TL der Mischung mit 250 ml kochendem Wasser überbrühen, 10 Minuten ziehen lassen, danach abseihen und über den Tag verteilt trinken.

Zwiebelsaft

Bei Husten

1 Zwiebel
2 – 3 EL Honig
125 ml Wasser

Die Zwiebel fein hacken und mit dem Honig vermischen. Das Wasser dazugeben und alles zusammen 10 Minuten kochen. Danach einige Stunden stehen lassen. Anschließend durch ein Tuch pressen. Von dem so gewonnenen Saft mehrmals täglich 1 – 2 TL geben.

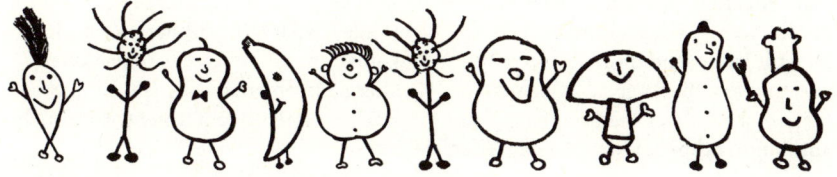

Kleines Lexikon der Lebensmittel

Agar Agar

Agar Agar ist ein Verdickungsmittel. Es wird aus einer Rotalgenart gewonnen und ist eine Alternative zu der aus tierischen Substanzen hergestellten Gelatine. Die Qualität der Flocken ist besser als die des Pulvers, allerdings sind sie auch etwas teurer. Verwendung für süße und herzhafte Speisen.

Ahornsirup

Ahornsirup ist der durch mehrmaliges Kochen eingedickte Saft des Zuckerahorn-Baumes, der vor allem in den USA und Kanada wächst. Ungefähr 150 Liter Saft des Zuckerahorns müssen eingekocht werden, um 4 Liter Sirup zu erhalten. Aus diesem Grunde ist reiner Ahornsirup auch so teuer. Durch die Unterteilung in die Grade A, B und C werden die verschiedenen Erntestadien gekennzeichnet. Grad A bedeutet frühe Ernte (der Ahornsirup ist bernsteinfarben und schmeckt mild und süß). Grad C bedeutet späte Ernte (der Sirup wird dunkler und schmeckt bittersüß). Nach dem Öffnen sollte er im Kühlschrank aufbewahrt werden.

Amaranth

Amaranth gehört zur Familie der Fuchsschwanzgewächse und nicht zu den Süßgräsern wie die bekannten Getreidearten Weizen, Gerste, Mais & Co. Wer an einer Glutenunverträglichkeit leidet und deshalb Getreidesorten wie z. B. Roggen, Weizen, Gerste oder Hafer nicht verträgt, kann auf Amaranthprodukte zurückgreifen.

Neben Blatt-Amaranth-Arten gibt es viele Körner-Amaranth-Arten. Die Samen des Körner-Amaranth enthalten sehr viel Eiweiß, viele ungesättigte Fettsäuren, Lecithin, Vitamine und Mineralstoffe wie Calcium, Eisen und Magnesium. Auch wegen seines hohen Lysingehaltes wird Amaranth so geschätzt. Lysin ist für den Menschen eine essentielle Aminosäure und wichtig für Körper- und Gehirnwachstum. Verwendung findet Amaranth u. a. in Backwaren, Pfannkuchen, Aufläufen, als Beilage und im Müsli. In Naturkostläden und Reformhäusern gibt es ein großes Angebot an Amaranthprodukten wie Amaranthbrot, -kekse, -knäckebrot, -riegel, -popcorn und -nudeln.

Arrowroot

Arrowroot oder Pfeilwurzelstärke ist ein rein pflanzliches Bindemittel. Die Pfeilwurzelstärke wird aus den Knollen eines tropischen Pfeilwurzgewächses gewonnen. Sie eignet sich gut zum Binden von Saucen, Suppen und süßen Nachspeisen, wie z. B. Roter Grütze.

Backferment

Backferment bietet eine Alternative zu Hefe oder Sauerteig beim Brotbacken. Es wird auf Basis von Honig unter Zusatz von Hülsenfrüchten und Getreide (meist Weizen) hergestellt. Es kann daher bei Weizen- oder Pollenallergie problematisch sein. Einige Bäcker bieten Backfermentbrote auch auf Hirsebasis (statt Weizen) an.

Biobin

Biobin ist ein rein pflanzliches Bindemittel aus gemahlenen Johannisbrotkernen. Es ist in Reformhäusern erhältlich.

Buchweizen

Buchweizen ist ein Knöterichgewächs und nicht mit unseren Getreidearten verwandt. Er zeichnet sich durch einen milden, nußartigen Geschmack aus, ist reich an Mineralstoffen, vor allem an Magnesium, enthält viel Lecithin und die essentielle Aminosäure Lysin, die in anderen Getreidearten, außer Amaranth, nur in geringen Mengen vorkommt. Buchweizen enthält einen Farbstoff, auf den manche Menschen allergisch reagieren. Wenn Sie Buchweizen im Ganzen kochen wollen, empfiehlt es sich, ihn vorher heiß zu waschen, da sich dann dieser Farbstoff löst. Wichtig zu erwähnen ist noch, daß Kunstdüngergaben den Ertrag nicht steigern. Sie fördern lediglich Blatt- und Stengelwuchs, und die Früchte verkommen.

Carob

Carob besteht aus den getrockneten und gemahlenen Schoten des Johannisbrotbaumes. Er ist eine Alternative zu Kakao, enthält aber kein stimulierendes Theobromin und Coffein. Angeboten wird er in Reformhäusern und Naturkostläden in Form von Carob-Schokolade, Carob-Gebäck, Carob-Pulver und Carob-Raspel.

Dinkel

Dinkel ist ein Verwandter des Weizens. Lange Zeit war der Dinkel vom Weizen verdrängt worden, da er weniger ertragreich und aufwendiger aufzubereiten ist. Wiederentdeckt wurde er mit dem steigenden Bewußtsein für vollwertige Ernährung. Die Vorteile von Dinkel liegen zunächst in seiner Anspruchslosigkeit an die Bodenqualität. Er enthält neben hochwertigem Eiweiß viele Mineralstoffe und Vitamine. Auch die Zusammensetzung des Eiweißes unterscheidet sich von der anderer Getreidesorten. Menschen, die auf das Eiweiß anderer Getreidesorten allergisch reagieren, können häufig Dinkelprodukte gut vertragen. Zudem zeichnet sich Dinkel durch seinen hohen Kleberanteil aus und ist somit hervorragend zum Backen geeignet. Angeboten wird er als ganzes Korn, als Grieß, Schrot und Mehl. Viele Naturkostläden und Reformhäuser bieten mittlerweile auch neben Dinkelbroten eine Vielzahl von Dinkelgebäck an (z. B. Dinkelplätzchen, -knusperstangen, -stollen).

Distelöl

Distelöl ist ein kaltgepreßtes Öl, das aus der Färberdistel gewonnen wird. Es enthält einen hohen Anteil an ungesättigten Fettsäuren. Es sollte nicht erhitzt werden und kühl und dunkel aufbewahrt werden. Es wird besonders für Salatsaucen verwendet.

Gemüsebrühextrakt

Gemüsebrühen gibt es in den unterschiedlichsten Zusammensetzungen. Sie werden mit oder ohne Hefeextrakt, meist mit Meersalz, Speisewürze auf der Basis von Sojabohnen oder Getreide und natürlich mit Ge-

müse unterschiedlichster Zusammensetzung angeboten. Viele Brühen enthalten pflanzliche Öle, wie z. B.
Pflanzenfette aus Palmkernen, Kokos-
nüssen oder Sonnenblumenkernen.

Gerste

Gerste ist eine der ältesten Getreidearten. Sie ist reich an B-Vitaminen und
Vitamin E. Außerdem enthält sie viel
Kieselsäure. Als Brotgetreide hat sie
bei uns keinen Stellenwert. Gerste ist
der wichtigste Rohstoff zur Herstellung von Bier und Malzkaffee und
zur Herstellung von Graupen.

Gomasio

Gomasio ist eine Mischung aus
geröstetem Sesam und Meersalz. Es ist
ein herzhaftes Gewürz für Salate,
Brot, Gemüse- und Getreidespeisen.

Grünkern

Grünkern ist unreif geernteter und
gedarrter Dinkel. Durch das Darren
verlieren die Körner einen großen Teil
des Wassers, sie werden grün und hart.
Grünkern wird als ganzes Korn, in
Form von Flocken, Schrot oder
Brotaufstrichen angeboten. Zum
Backen eignet er sich weniger,
höchstens als Beigabe. Mit Grünkern
kann man Suppen binden, Eintöpfe,
Klöße und Bratlinge zubereiten.

Hafer

Hafer war das Hauptnahrungsmittel
der Germanen. Als Spelzgetreide muß
er enthülst werden; heute sind jedoch
spelzfreie Züchtungen auf dem Markt,
die man als Nackthafer bezeichnet.
Hafer ist besonders eiweiß- und
fettreich und hat von allen Getreiden

die meisten Vitamine und Mineralstoffe. Er enthält überdurchschnittlich
viel Linolsäure, eine mehrfach
ungesättigte Fettsäure, und besonders
viel Kieselsäure. Bekannt ist auch die
stark belebende Wirkung. Daher
kommt der Ausdruck: »Dich hat der
Hafer gestochen«.

Hefe

Bäckerhefe oder Bierhefe ist reich an
Vitaminen des B-Komplexes, an
essentiellen Aminosäuren, Mineralien
und Spurenelementen, aber auch an
purinhaltigen harnsäurebildenden
Nukleinsäuren.

Hirse

Hirse stammt aus Mittelasien oder
dem nördlichen Ostindien. Sie ist ein
Spelzgetreide, das heißt sie kann nur
geschält genossen werden. Aber auch
dann ist sie noch ein sehr vollwertiges
Produkt mit einem hohen Anteil an
Kieselsäure, Fluor, Magnesium,
Kalium, Phosphor und Eisen. Sie
wirkt sich positiv auf die Sehkraft,
aber auch günstig auf Haut, Haare,
Zähne und Nägel aus. Sie ist das
basenreichste Getreide und leicht
verdaulich. Es lassen sich mit ihr
Aufläufe, Suppen, Breie und Gebäcke
zubereiten. Vollkorngebäck wird
durch Zugabe von frisch gemahlener
Hirse knuspriger.

Honig

Honig ist ein Naturprodukt, das viele
wertvolle Vitamine, besonders der
B-Gruppe enthält. Er besitzt viele
Mineralstoffe und Spurenelemente wie
Calcium, Magnesium, Eisen, Kupfer,
Phosphor und Magnesium. Honig

stärkt zudem noch das Immunsystem durch eine Steigerung der Antikörperproduktion und seine bakterientötende Wirkung.

Hummous

Hummous ist ein orientalisches Gericht aus Sesammus, Kichererbsen und Gewürzen. Als Brotaufstrich geeignet.

Kichererbsen

Kichererbsen sind im Mittleren Osten und Mittelmeerraum eine verbreitete Erbsenart. Sie sind ein eiweiß-, vitamin- und calciumreiches Lebensmittel. Sie werden gekocht verzehrt oder zu Mehl gemahlen weiterverarbeitet.

Kukuruz

Kukuruz ist die Bezeichnung für groben Maisgrieß.

Mais

Mais kommt ursprünglich aus Mexiko. Dort ist Mais ein Grundnahrungsmittel, das in Verbindung mit Bohnen für eine ideale Proteinkombination sorgt. Bei uns dient Mais vornehmlich zur industriellen Erzeugung von Malzzucker, Stärkesirup, Speisestärke, Maiskeimöl, Cornflakes, Popcorn und diversen Knabberartikeln. Dem Mais kommt in der Diätetik eine besondere Bedeutung zu, da er glutenfrei ist, das heißt Menschen mit einer Klebereiweißunverträglichkeit können in vielen Fällen auf Maisprodukte ausweichen. Aus Mais lassen sich u. a. Polenta (Maisgrießbrei), Fladen und andere würzige oder süße Gerichte herstellen.

Mandeln

Mandeln sind die Samen der Steinfrüchte des Mandelbaumes. Sie sind eine gute Eiweißquelle (25 – 35 %), reich an Vitaminen des B-Komplexes und ungesättigten Fettsäuren. Mandeln sollten stets geschält werden, da die Schale oft allergen wirkt. Verwendung finden sie als Mandelmilch, einer Ersatzmilch bei Kuhmilchallergie, zum Backen und auch bei herzhaften Gerichten. In Reformhäusern und in Naturkostläden wird auch Mandelmus angeboten, das man als Brotaufstrich und zum Backen verwenden kann.

Meersalz

Meersalz entsteht durch Eindampfen von Meerwasser. Es enthält Mineralien und Spurenelemente, die natürlicherweise im Meerwasser enthalten sind. Meersalz ist normalerweise nicht künstlich jodiert, enthält keine Rieselhilfen und ist nicht gebleicht. Eine sparsame Verwendung wird wie bei normalem Kochsalz empfohlen.

Miso

Miso ist eine milchsauer vergorene Paste aus Sojabohnen, Salz und einer Getreideart. Es liefert Eiweiß und Mineralstoffe, die sich günstig auf die Darmflora auswirken.

Naturreis

Reis ist die bei uns wichtigste ausländische Getreideart. Naturreis enthält viel Eiweiß, Vitamin E und die wichtigsten Vitamine der B-Gruppe sowie ein ausgewogenes Natrium-Kalium-Verhältnis.

Pastinake

Pastinaken werden auch Moorwurzeln oder Hirschmöhren genannt. Sie sind Doldengewächse mit weißen, fleischigen Spindelwurzeln, die ähnlich wie Möhren schmecken.

Quinoa

Quinoa ist eine uralte Getreidesorte aus den Anden. Wie Amaranth enthält Quinoa neben Mineralstoffen, Vitaminen und ungesättigten Fettsäuren sehr viel hochwertiges Eiweiß. Nicht ohne Grund also wird es als das Getreide der stillenden Mütter bezeichnet. Es hat einen milden, nussigen Geschmack und eignet sich als Beilage, für Suppen, Saucen, zum Füllen, für Kuchen und Plätzchen. Besonders wichtig ist das gründliche Waschen vor der Zubereitung, da Saponine (Seifenstoffe) in der Samenschale eingelagert sind, die bitter schmecken.

Roggen

Roggen ist neben Weizen die am häufigsten angebaute Getreideart. Er ist reich an Vitaminen der B-Gruppe, Kalium, Fluor, Kieselsäure, Calcium und Eisen.

Sesam

Sesamsamen sind die ölhaltigen Samen des Sesamstrauches. Sie sind reich an Calcium, Eisen, und den Vitaminen E, B_1 und B_2.

Sojabohnen

gehören zu den Hülsenfrüchten. Sie sind reich an hochwertigem Eiweiß (ca. 40 %), an ungesättigten Fettsäuren, Vitamin B_1 und E, Kalium, Calcium, Magnesium und Eisen. Es gibt mittlerweile eine Vielzahl an Sojaprodukten wie z. B. Tofu (Sojaquark), Sojamilch, Sojamehl, Sojanudeln, Sojabrot, Miso. Sie sind erhältlich in Naturkostläden und Reformhäusern.

Literaturhinweise

Norbert Treutwein:
Übersäuerung – Krank ohne Grund
Südwest Verlag

Dr. med. M.O. Bruker:
Unsere Nahrung – Unser Schicksal
emu-Verlag

Dr. med. M.O. Bruker:
Allergien müssen nicht sein
emu -Verlag

Prof. Dr. med. Erich Fuchs:
Allergie – Was Tun?
Seehammer Verlag

Die große GU Nährwert-Tabelle
1998/99
Verlag Gräfe und Unzer

Dr. med P. Schleicher,
Dr. Dr. med. M. Saleh:
Natürlich heilen mit Schwarzkümmel
Südwest-Verlag

Harald Schicke:
Hausstaubmilbenallergie erfolgreich
behandeln
MZ-Verlag

E-Nummern-Liste
AgV-Broschürendienst
Postfach 1116
59930 Olsberg
(7,– DM)

Wichtige Adressen

Verbände:
Arbeitsgemeinschaft
Allergiekrankes Kind e.V.
Nassaustraße 32
35745 Herborn
Tel.: 0 27 72 / 9 28 70
Fax: 0 27 72 / 92 87 48

Bundesverband Neurodermitiskranker
in Deutschland e.V.
Postfach 1165
56135 Boppard
Tel.: 0 67 42 / 8 71 30
Fax: 0 67 42 / 27 95

Deutscher Neurodermitiker Bund e.V.
Spaldingstraße 210
20097 Hamburg
Tel.: 0 40 / 23 08-10 oder -94
Fax: 0 40 / 23 10 08

»Haut-Line« für Neurodermitiker
(vom Deutschen Neurodermitiker-
Bund)
bietet rund um die Uhr Hilfesuchen-
den kostenlose Information an
(Tel: 01 90 / 25 10 51

Deutscher Allergiker- und
Asthmatikerbund e.V.
Hindenburgstraße 110
41061 Mönchengladbach
Tel.: 0 21 61 / 1 02 07

Neurodermitis-Therapie
Schwelmer Modell
Hauptstraße 163 – 165
58332 Schwelm
Tel.: 0 23 36 / 60 25
Fax: 0 23 36 / 60 20

183

Allergenarmes Bauen:
Umweltverträgliche Bauprodukte e. V.
Nederlingerstraße 1
80638 München
Tel.: 0 89 / 15 92 32 35

Bundesverband Gesundes Bauen und Wohnen e. V.
Postfach 15 43
38005 Braunschweig
Tel.: 05 31 / 35 28 51
Fax: 05 31 / 35 52 12

Arbeitsgemeinschaft Wohnberatung e. V.
Adenaueralle 113
53113 Bonn
Tel.: 02 28 / 26 40 11

Allergenarme Kleidung/Windeln:
Verein für verbraucher- und umweltfreundliche Textilien e. V.
Frankfurter Straße 10 – 14
65760 Eschborn
Tel.: 0 61 96 / 96 62 30

Arbeitskreis Naturtextil e. V.
Haussmannstraße 1
70188 Stuttgart
Tel.: 07 11 / 23 27 52
Fax: 07 11 / 23 35 53

Windel Expreß (Verband der Deutschen Windeldienste)
Miet-Hol-Bring-Waschdienst von Baumwollwindeln, Verkauf von alternativen Wickelsystemen
Tel.: 01 30 / 86 12 99 (gebührenfrei)

Adressen von Urlaubs-unterkünften für Allergiker:
Broschüre für allergiegerechte Unterkünfte
Heide Klose
Orchideenweg 114
12357 Berlin
(10,– DM)

Hotelführer für Allergiker
Manfred Grau
Ulmenallee 7
50999 Köln
Fax: 0 22 36 / 6 94 04

Stillberatung:
Bund Deutscher Laktations-beraterinnen e. V. (BDL)
Delpweg 14
30457 Hannover
Tel: 05 11 / 46 58 49

La Leche Liga e. V. (LLL)
Postfach 65 00 96
81214 München
Versand: 0571 / 4 89 46

Arbeitsgemeinschaft Freier Stillgruppen e. V. (AFS)
Gertraudgasse 4
97070 Würzburg
Tel.: 09 31 / 57 34 93

Öko-Test Sonderhefte
ÖKO-TEST-Leserservice
Postfach 90 07 66
60447 Frankfurt

Die Autorin

Gerhild Mann, Jahrgang 1959, hat neben ihrer Ausbildung als Medizinisch-
Technische Assistentin eine weitere
Ausbildung als Lehrerin für Biologie
und Pädagogik abgeschlossen. Heute
lebt sie mit ihrem Mann und ihren
zwei Kindern in Rastede bei Olden-
burg in Norddeutschland.

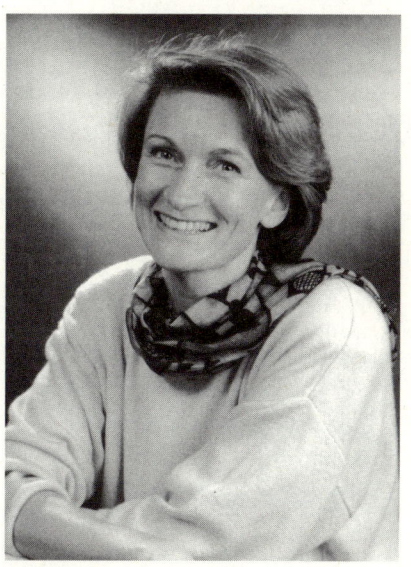

Mit dem Thema Neurodermitis wurde Gerhild Mann durch ihre sieben-
jährige Tochter Jana konfrontiert, die
schon seit ihrer frühesten Kindheit
unter dieser Allergie leidet. Da sie
die vorhandene Ratgeberliteratur in
punkto Alltagshilfen und Umsetzung
der Ernährungsempfehlungen als
äußerst lückenhaft empfand, begann
Gerhild Mann als leidenschaftliche
Hobbyköchin, selber allergenarme
Rezepte zu entwickeln und ihre per-
sönlichen Erfahrungen mit den alltäg-
lichen Problemen aufzuschreiben.

Rezeptindex

Rezepte für die Basisdiät

Index aller Rezepte

(Mit einem **B** gekennzeichnete Rezepte sind für die Basisdiät geeignet)

Eifrei backen / Kochen ohne tierisches Eiweiß

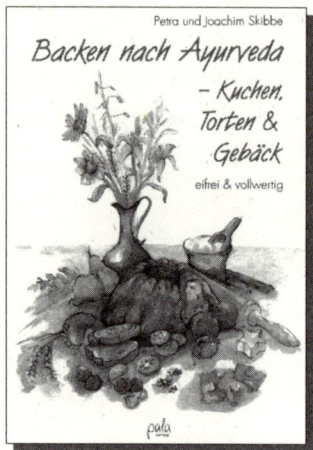

Petra und Joachim Skibbe:
**Backen nach Ayurveda –
Kuchen, Torten & Gebäck**
ISBN: 3-89566-126-0

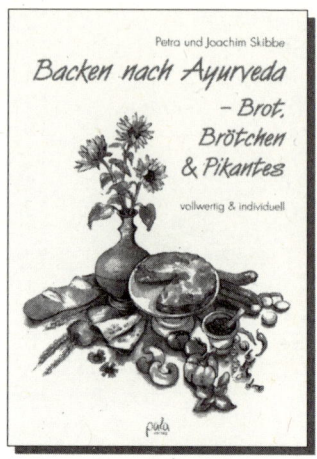

Petra und Joachim Skibbe:
**Backen nach Ayurveda – Brot,
Brötchen & Pikantes**
ISBN: 3-89566-127-9

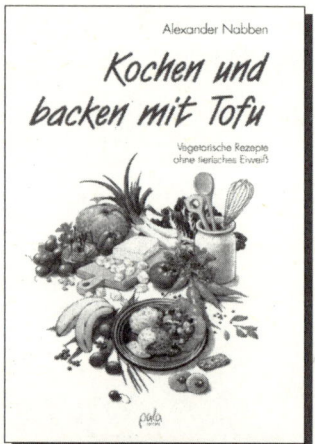

Alexander Nabben:
**Kochen und backen mit Tofu
– Vegetarische Rezepte ohne
tierisches Eiweiß**
ISBN: 3-89566-123-6

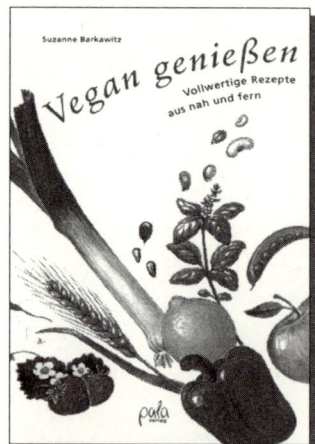

Suzanne Barkawitz:
**Vegan genießen – Vollwertige
Rezepte aus nah und fern**
ISBN: 3-89566-137-6

Ökologisch, vollwertig, gesund

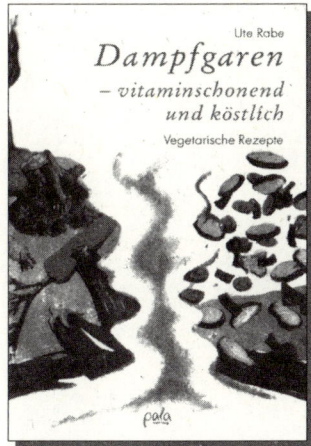

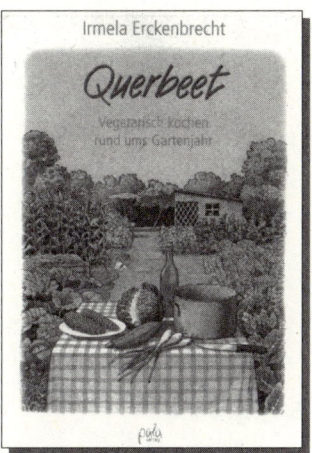

Ute Rabe:
Dampfgaren – vitamin-
schonend und köstlich
ISBN: 3-89566-132-5

Irmela Erckenbrecht:
Querbeet – Vegetarisch
kochen rund ums Gartenjahr
ISBN: 3-89566-114-7

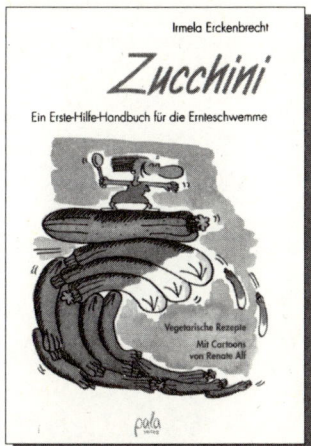

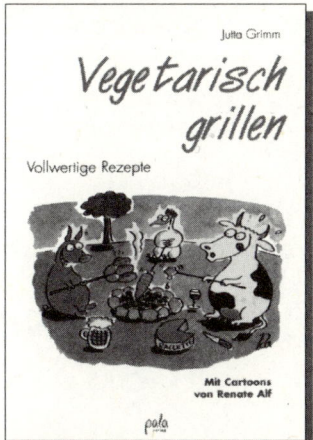

Irmela Erckenbrecht:
Zucchini
Mit Cartoons von Renate Alf
ISBN: 3-89566-131-7

Jutta Grimm:
Vegetarisch grillen
Mit Cartoons von Renate Alf
ISBN: 3-89566-140-6

Gesamtverzeichnis bei: pala-verlag, Rheinstraße 37, 64283 Darmstadt